Recomendo enfaticamente est[...] [...]tado a luta retratada por João da Cruz, a dolorosa exp[...] da "noite escura da alma" – aquele momento em que o fiel sente como se, subitamente, Deus o tivesse abandonado ou como se sua vida devocional tivesse colapsado. Ancorado na teologia bíblica e escrito com compaixão pelos que sofrem, esta obra do pastor batista Wilson Porte será de imensa ajuda para os cristãos que batalham contra a depressão.

Franklin Ferreira,
diretor-geral e professor de Teologia Sistemática e História da Igreja no Seminário Martin Bucer, São José dos Campos (SP).

Wilson conseguiu fazer em seu livro aquilo que sempre sonhei fazer. Ele reuniu os vários personagens das Escrituras cujas vidas foram afetadas pelas várias formas que a depressão pode assumir, oferecendo, assim, uma abordagem eclética. Por que isso é tão importante? Em primeiro lugar, porque mostra que a Palavra de Deus realmente tem algo a dizer a respeito dos sintomas, ainda que a palavra em si não se ache mencionada. Em segundo, porque mostra as multifaces da depressão à luz das Escrituras. Em terceiro lugar, porque o trato envolvendo vários personagens permite que qualquer um que sofre de depressão se identifique com pelo menos um deles. Em quarto lugar, porque o fato de lidar com pessoas como nós mostra que existe esperança no trato da depressão. E, finalmente, porque mostra o rico e abrangente papel que a graça de Deus desenvolve em oferecer uma solução. A graça não apenas nos traz a salvação, como também continua nos educando na maneira certa de viver em relação a nós mesmos ("sensata"), aos outros ("justa") e, finalmente, a Deus ("piedosa"), como em Tito 2.11-15.

Gavin Aitken e Eleny Vassão Aitken,
capelães em serviço no Hospital das Clínicas em São Paulo, no Hospital do Servidor Público do Estado e no Instituto de Infectologia Emílio Ribas, São Paulo (SP)

Wilson Porte recomenda com ênfase a atitude de se buscarem as Escrituras como fonte de consolo e cura para as angústias da alma, porém é muito equilibrado quando considera as reais possibilidades de cura por tratamento médico como meios proporcionados pela graça comum de Deus em determinados tipos de angústia depressiva. O autor é honesto em conduzir o leitor à compreensão de que a depressão é, sim, uma trágica possibilidade na experiência cristã, e permanece honesto quando aponta Deus como aquele "que nos conforta em toda a nossa tribulação". Para Wilson Porte, Deus não é um mero expectador de nosso sofrimento, mas "o Deus de toda consolação", "socorro bem presente no dia da angústia". Com certeza, este livro lançará novas e surpreendentes luzes sobre os fundamentos do aconselhamento bíblico.

Cleyton Gadelha,
diretor executivo da Escola Charles Spurgeon e pastor da Igreja Batista de Parquelândia, Fortaleza (CE).

Wilson Porte Jr. é um irmão a quem o Senhor tem usado nos púlpitos e nas salas de aula em todo o Brasil. Tenho certeza de que este livro abençoará muitas vidas. O tema é muito sugestivo, sobretudo em uma época marcada por tantas dúvidas e enganos quanto a esse assunto. Por meio de uma abordagem bíblica, honesta e clara, Wilson leva o leitor a encarar o drama da depressão à luz da graça do evangelho. Ao ler as primeiras páginas, já pude observar a máxima latina *ex digito gigas* (pelo dedo, conhece-se o gigante).

Judiclay Silva,
conferencista e pastor da Igreja Batista Betel Mesquita, Mesquita (RJ)

Como alguém que sofreu de depressão até o começo da vida adulta, o material do pastor Wilson cai como um bálsamo sobre o coração de quem precisa relembrar constantemente como lutar pela alegria. Muitos materiais evangélicos têm pouco de evangelho e tratam o tema da depressão de forma seca, dura e travada, com a empatia de um mecânico que aperta engrenagens. Este livro passa longe disso. Wilson toca a alma com a pena de quem lida não com a depressão como objeto de estudo, mas com depressivos como alvos de amor pastoral. Há aqui cheiro de vida. Indico este material para quem luta contra a depressão na própria vida ou na vida de amigos, familiares ou irmãos.

Yago Martins,
pastor na Igreja Batista Maanaim; professor e diretor da Academia de Formação em Missões Urbanas; coordenador do Núcleo de Estudos em Cosmovisão Cristã, Fortaleza (CE)

O livro *Depressão e graça*, escrito por Wilson Porte, aborda um tema relevante e que faltava às bibliotecas evangélicas brasileiras. Com brilhantismo e graça, Wilson brinda a igreja brasileira com um texto rico, profícuo e extremamente edificante. Esta obra veio no momento certo, e acredito que ajudará pastores, líderes e o povo de Deus de fala portuguesa a entenderem, à luz das Escrituras, o grave problema da depressão. Recomendo a leitura.

Renato Vargens,
conferencista e autor do livro Reforma Agora; pastor da Igreja Cristã da Aliança de Niterói (RJ)

Se o Deus na montanha ainda é o mesmo Deus nos vales, se ele é Deus tanto de dia como de noite, nos bons quanto nos maus tempos, e se ele faz do mal algo bom para os seus, como diz o hino, este livro demonstra como a graça de nosso Deus alcança também aqueles que sofrem de depressão. Consciente tanto dos aspectos espirituais quanto dos aspectos fisiológicos da depressão (a "doença do século"), o autor está menos preocupado em sugerir um método para sua cura do que em afirmar, pela Palavra de Deus, que, assim como em qualquer outra circunstância da vida, é verdadeira e confiável, para os discípulos de Jesus, sua promessa: "(...) estou convosco até a consumação dos séculos". Esse, provavelmente, é o grande valor deste livro e a razão pela qual o recomendo.

Alberto Costa,
consultor empresarial e membro da Igreja Batista Reformada Vida Nova, Florianópolis (SC)

A depressão faz parte da vida humana desde Gênesis. Não há um diagnóstico dela ou um conceito formal a esse respeito na Bíblia. No entanto, sinais e sintomas estão claramente presentes. Com uma precisa pesquisa acadêmica, profundas reflexões bíblicas e valiosas instruções práticas, esta obra auxilia no entendimento correto e no direcionamento ao tratamento adequado, bem como conforta sábia e amorosamente a quem sofre deste mal.

Afrânio Neves,
médico oftalmologista, membro titular do Conselho Brasileiro de Oftalmologia, chefe do setor de cirurgia de catarata e seguimento anterior da Angular Clínica Oftalmológica, Brasília (DF)

A depressão tem sido considerada a doença deste século. Nos meus 27 anos de exercício da profissão como médico, dos quais 19 foram dedicados à prática da Saúde Mental, tenho deparado com um número cada vez maior de pessoas com depressão. O professor Wilson Porte aborda, nesta obra, com uma linguagem de fácil entendimento ao público leigo, conceitos técnicos sobre o tema, suas causas, sinais e sintomas, bem como as vertentes de tratamento. Aos profissionais das Ciências Psicológicas, ele traz casos clínicos que são abordados na vida dos personagens bíblicos, em uma exposição clara de conceitos teológicos por meio de uma leitura agradável e cativante. O autor nos leva ao entendimento da soberania de Deus, e que tudo depende de Sua graça. Esta obra é recomendada a

todo líder, conselheiro e profissional da área de saúde, bem como a quem tem passado por momentos difíceis na vida.
Antônio Amorim Peixoto,
médico psicanalista e especialista em Saúde Mental, Salvador (BA)

WILSON PORTE JR.

DEPRESSÃO & GRAÇA

O cuidado de Deus
diante do sofrimento
de seus servos

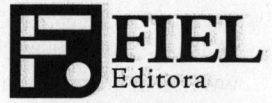

P843d Porte Júnior, Wilson
       Depressão e graça : o cuidado de Deus diante do sofrimento de seus servos / Wilson Porte Jr. – São José dos Campos, SP : Fiel, 2016.

       331 p.
           Bibliografia: p. [327]-331
           ISBN 9788581323831

       1. Depressão mental – Aspectos religiosos – Cristianismo. 2. Pessoas depressivas – Vida religiosa. I. Título.

                                                              CDD: 248.8

Catalogação na publicação: Mariana C. de Melo Pedrosa – CRB07/6477

Depressão e Graça:
O cuidado de Deus diante do sofrimento de seus servos por Wilson Porte Júnior
Copyright © 2016 Wilson Porte Júnior

∎

Copyright © 2016 Editora Fiel
Primeira edição em português: 2016

Todos os direitos em língua portuguesa reservados por Editora Fiel da Missão Evangélica Literária

Proibida a reprodução deste livro por quaisquer meios sem a permissão escrita dos editores, salvo em breves citações, com indicação da fonte.

∎

Diretor: Tiago J. Santos Filho
Editor-chefe: Vinicius Musselman
Editor: Tiago J. Santos Filho
Revisão: Shirley Lima – Papiros Soluções Textuais
Diagramação: Rubner Durais
Capa: Rubner Durais
Imagem da capa: Washington Allston
    Elias no deserto
ISBN: 978-85-8132-383-1

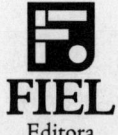

Caixa Postal, 1601
CEP 12230-971
São José dos Campos-SP
PABX.: (12) 3919-9999
www.editorafiel.com.br

NOITE ESCURA

Em uma noite escura,
De amor em vivas ânsias inflamada,
Oh! ditosa ventura!
Saí sem ser notada,
Já minha casa estando sossegada.

Na escuridão, segura,
Pela secreta escada disfarçada,
Oh! ditosa ventura!
Na escuridão, velada,
Já minha casa estando sossegada.

Em noite tão ditosa,
E num segrêdo em que ninguém me via,
Nem eu olhava coisa,
Sem outra luz nem guia
Além da que no coração me ardia.

Essa luz me guiava
Com mais clareza que a do meio-dia,
Aonde me esperava
Quem eu bem conhecia,
Em sítio onde ninguém aparecia.

Oh! noite que me guiaste,

Oh! noite mais amável que a alvorada;
Oh! noite que juntaste
Amado com amada,
Amada já no Amado transformada!

Em meu peito florido
Que inteiro só para Êle se guardava,
Quedou-se adormecido...
E eu, terna, O regalava,
E dos cedros o leque O refrescava.

Da ameia a brisa amena,
Quando eu os seus cabelos afagava,
com sua mão serena
Em meu colo soprava,
E meus sentidos todos transportava.

Esquecida, quedei-me,
O rosto reclinando sôbre o Amado,
Cessou tudo e deixei-me,
Largando meu cuidado
Por entre as açucenas olvidado

São João da Cruz[1]

---

1 São João da Cruz. *Obras de São João da Cruz*. Petrópolis: Vozes, 1960, p. 19-20. Se desejar ouvir uma canção inspirada neste poema, recomendo a belíssima *The Dark Night Of The Soul*, de Loreena McKennitt.

*Amo o SENHOR porque ele ouve a minha voz
e as minhas súplicas.*

*Porque inclinou para mim
os seus ouvidos,
invocá-lo-ei enquanto eu viver.*

*Laços de morte me cercaram e
angústias do inferno se apoderaram de mim;
caí em tribulação e tristeza.*

*Então, invoquei o nome do SENHOR:
Ó SENHOR, livra-me a alma.*

*Compassivo e justo é o SENHOR;
o nosso Deus é misericordioso.*

*O SENHOR vela pelos simples;
achava-me prostrado, e ele me salvou.*

*Volta, minha alma, ao teu sossego,
pois o SENHOR tem sido
generoso para contigo.*

*Pois livraste da morte a minha alma,
das lágrimas, os meus olhos,
e, da queda,
os meus pés.*

Salmo 116.1-8

*Minha gratidão a Deus,
por sua graça e misericórdia sobre minha vida,
e à minha família, pela paciência e o amor com
que me tratam. Sem vocês, eu não seria capaz de nada.
Rosana, Natan e Ana, vocês são um sinal claríssimo
da graça de Deus em minha vida.*

SUMÁRIO

Apresentação 17

Prefácio 21

Introdução 25

PARTE 1 – A DEPRESSÃO E O CRISTÃO

1. Depressão e melancolia 31
2. Causas e sintomas 41
3. Tratamento e medicamentos 51
4. Adams questionado 57
5. Uma palavra aos que sofrem e àqueles que os ajudam 69

PARTE 2 – A DEPRESSÃO E A GRAÇA

6. A graça na vida de Caim:
   quando tudo depende de você 77
7. A graça na vida de Jó: quando perdemos algo que
   nos é precioso 91
8. A graça na vida de Moisés: quando a oposição
   e o fracasso nos derrubam 103
9. A graça na vida de Asafe: quando não entendemos
   a prosperidade dos ímpios e a dificuldade dos justos ...117
10. A graça na vida de Davi: quando a culpa nos derruba..131
11. A graça na vida de Salomão: cuidado com os prazeres,
    a fama e a riqueza 143

12. A graça na vida de Elias: o cuidado amoroso em relação ao desespero depressivo 157

13. A graça na vida dos discípulos de Eliseu: um machado emprestado e a maravilhosa graça... 171

14. A graça na vida de Jonas: quando a ira e a amargura nos derrubam 185

15. A graça na vida de Jesus: quando a angústia extrema nos derruba.. 201

16. A graça na vida de Pedro: quando a distância de Deus nos faz amargar... 213

17. A graça na vida dos discípulos no mar: quando a falta de fé nos derruba 227

18. A graça na vida dos discípulos de Emaús: quando nossas esperanças são frustradas......................... 241

19. A graça na vida de Paulo: quando as tribulações nos derrubam................................ 255

20. A graça na vida de Filipenses: quando a ansiedade nos derruba.. 265

PARTE 3 – A DEPRESSÃO E A ESPERANÇA

21. A promessa do Espírito: o conforto de que todos nós precisamos 281

22. Depressão e graça: últimas considerações...................293

   Conclusão.. 305

   Apêndice: a oração que pode causar depressão 307

   Bibliografia básica 327

APRESENTAÇÃO
Por Helder Cardin[2]

Malvista ou mal compreendida na maioria dos casos, a depressão é, sem dúvida, uma realidade bastante presente em nossa geração. Invariavelmente, em nosso cotidiano, deparamos com diversas pessoas deprimidas – e isso se nós mesmos não nos virmos profundamente abatidos em algum momento da vida.

São pessoas reais, de carne e osso, com dilemas genuínos, cristãs ou não, próximas ou distantes, que, por motivos internos ou externos, biológicos ou espirituais, pessoais ou sociais, lutam contra pensamentos catastróficos e sentimentos de tristeza profunda, isolamento e, em certas circunstâncias, até mesmo desejos de morte.

Por muito tempo, a depressão foi relegada ao status exclusivo de pecado ou encarada como fruto de eventual iniquidade. Na "melhor das hipóteses", era tida como expressão de fraqueza ou inércia espiritual. No entanto, nesta obra, Wilson Porte Jr. apresenta tanto uma visão bíblica sólida como uma

---

2 Helder Cardin possui bacharelado em Teologia com ênfase em Educação Cristã e Ministério Pastoral e mestrado em Teologia Pastoral com ênfase em Educação Cristã; é Reitor do Seminário Bíblico Palavra da Vida e Coordenador do Departamento de Educação Cristã, além de Professor e Orientador no mesmo seminário, em Atibaia, SP e é membro da equipe pastoral da Igreja Evangélica Batista Nova Aliança em Ribeirão Preto, SP.

compreensão extrabíblica de alguns fatores físico-químicos internos e dos elementos externos ao indivíduo que podem produzir desequilíbrio no ser, como ocorre na depressão.

Por causa de extremismos, vários cristãos ignoram essa situação ou não lhe dispensam a devida atenção. O pior também tem acontecido: menosprezo à pessoa que se vê abatida. Importante lembrar, contudo, que não lidamos com uma coisa chamada "depressão", mas com uma "pessoa deprimida". A despeito de causas ou sintomas, existe alguém passando por algo sério, algo que requer tanto auxílio pastoral como apoio familiar, e, em diversos casos, também acompanhamento médico e administração de medicamentos. Não podemos desconsiderar a pessoa que está por trás daquela tristeza e daquele desencanto com a vida.

Agendas abarrotadas de compromissos, rotina corrida e estressante, cobrança de tudo quanto é natureza e fonte, ansiedade, frustração, pressão por produtividade acadêmica, profissional, financeira e ministerial, entre outras causas, tudo isso acentua a probabilidade de uma depressão, especialmente quando não encontramos a satisfação de nossa vida em Deus e na suficiência de Sua Palavra.

Neste livro oportuno, encontramos bases bíblicas, médicas e históricas sobre como a depressão deve ser vista e tratada. Como o próprio autor diz, "embora a Bíblia não seja clara quanto a essa doença, apresenta-nos inúmeros casos de pessoas em sofrimento profundo ou tristeza excessiva". São pessoas que experimentaram situações de intenso dissabor, alguns até a ponto de desejar a própria morte. Não há dúvida

Apresentação

de que personagens como Jó, Moisés, Davi, Elias, Jonas e o próprio Senhor Jesus, levando em conta tudo o que viveram, têm muito a nos ensinar sobre o tema.

Nos capítulos sobre personagens bíblicos, o autor se mostra muito prático no trato da narrativa, tanto da perspectiva de Deus (que questiona, ensina e consola Seus servos) como do personagem em si, apresentando uma abordagem bem aplicativa a pessoas que enfrentam a depressão, pessoas à volta dos que estão deprimidos, bem como aos conselheiros bíblicos. Mais do que biografias áridas, "tais casos são claros exemplos de como a graça de Deus se manifesta nos momentos de angústia humana", pontua o autor.

Na última parte do livro, somos relembrados de que "as promessas confortadoras para os corações que se sentem desamparados continuam a vir das palavras de Cristo. O Espírito Santo que habita no povo de Deus tem a responsabilidade [...] de lembrar os cristãos das palavras de Cristo e de suas promessas, que continuam as mesmas. Paz que excede todo entendimento para aquele cuja mente se ocupa de tudo o que é e vem de Cristo". Ou seja, não importa quão bem estejamos ou quão profunda seja nossa angústia, sempre temos a quem recorrer, o próprio Deus, que tem todo o interesse em nos ver fortalecidos em Cristo, garantindo-nos a vitória sobre toda provação.

Como pastor e teólogo, Wilson Porte Jr. tem muito a contribuir sobre o tema em relação ao nosso ministério e às pessoas que enfrentam (ou que devem enfrentar) a depressão.

Em Cristo e por Cristo,

PREFÁCIO
Por Gilson Santos[3]

Neste livro, Wilson Porte, dileto colega e pastor, além de companheiro e cooperador no precioso Evangelho de Cristo Jesus, oferece ao leitor um pouco de sua compreensão no binômio "depressão e graça". Entre outras contribuições importantes, tomo a liberdade e a ousadia de destacar três:

Presença pastoral – O significativo gesto de Wilson, tomando seu próprio exemplo, convoca a presença do ministro evangélico no contexto de sofrimento do rebanho de Cristo, em suas mais variadas expressões. O exercício da poimênica não pode prescindir de se inserir na trama da vida real, aplicando o "azeite" aos dilemas cotidianos do povo. Nisso, Wilson alinha-se ao melhor da clássica poimênica cristã, inclusive a pietista e a puritana, em seu

---

[3] *Gilson Carlos de Souza Santos* é bacharel em Teologia (STBF/RJ; Faculdades EST/RS), graduado em Psicologia (UNIP/SP) e possui licenciaturas em História e em Geografia (UNIFLU/RJ). Especialização: Avaliação Psicológica Clínica (Mackenzie/SP). Cursa atualmente uma especialização em Psicopatologia na Faculdade de Ciências Médicas da Santa Casa de São Paulo, com curso prático no Centro de Atenção Integral à Saúde Mental (antigo "Hospital Psiquiátrico da Vila Mariana"). Exerce atividades pastorais desde 1987 e docentes desde desde 1988. Preside desde 1999 o corpo pastoral da *Igreja Batista da Graça* em São José dos Campos, São Paulo. Integra o conselho administrativo do *Seminário Martin Bucer* no Brasil, no qual leciona especialmente disciplinas na área pastoral, inclusive aconselhamento. www.gilsonsantos.com

desvelo e cuidado diante do sofrimento da pessoa humana. Infelizmente, o século XX, especialmente no contexto da controvérsia liberal-fundamentalista, assistiu a alguns rompimentos com essa preciosa e bíblica tradição. O resgate do papel do ministro nessa dimensão tem, em si mesmo, valor inestimável.

Exercício da compaixão – Quando ministrou a parábola conhecida como a do "Bom Samaritano", Cristo ensinou que nossa primeira reação (e dever) frente a uma pessoa que sofre deve ser a compaixão. Ele mesmo é o melhor exemplo disso. "E, vendo as multidões, teve grande compaixão delas, porque andavam cansadas e desgarradas, como ovelhas que não têm pastor". A frieza, a negligência ou a indiferença diante do sofrimento do próximo é grave pecado. Todos, incluindo eu e você, temos tropeçado aqui. "Tu não devias olhar com prazer para o dia de teu irmão no dia do seu desterro, nem alegrar-te no dia da sua ruína, nem falar arrogantemente no dia da tribulação; sim, tu não devias olhar, satisfeito, para o seu mal, no dia da sua calamidade". Até mesmo, e principalmente, o ministrar do evangelho deve ser expressão de amor a Deus e compaixão pelo outro. Ainda quando pecado e calamidade estiverem de mãos dadas, perder a compaixão significa deter a longanimidade.

Preciosidade da graça – O cristianismo reformado exalta a graça e gloria-se no evangelho. Em meio à humanidade "miserável", "perdida" e "cega", a graça de Deus, mediada por Cristo, vem abrindo olhos, aliviando medos, oferecendo direção aos perdidos, gestando esperança real e trazendo bem-aventuran-

Prefácio

ça aos indignos. Aqueles que sofrem os mais duros golpes das variadas expressões das "depressões" podem ainda cantar que a graça, que os trouxe até o presente momento, irá conduzi-los, em segurança, à casa paterna. "A terra em breve se dissolverá como a neve, o sol deixará de brilhar, mas Deus, que me chamou aqui nas profundezas, será para sempre meu". Sim, para todos aqueles que sofrem, a graça de Cristo continua a ser abundante e preciosa. Ainda hoje, o "suave e doce som" pode ser ouvido em meio às depressões.

Neste livro, Wilson Porte labora em um terreno ao mesmo tempo complexo e amplo, certamente. Talvez o leitor, em um ou outro aspecto, ou em um ou outro conceito, ou talvez ao se deslocar de um para outro momento, não caminhe inteiramente ao lado do autor. Mas dificilmente deixará de ouvir aquelas sintônicas notas sendo tangidas durante todo o tempo, definindo o curso melódico do livro: Compadeça-se dos aflitos e sobrecarregados, ministre humildemente aos seus corações sofridos e angustiados, e exalte confiantemente a graça de Deus, que a todos, indistintamente, encontra em absoluta miséria e desamparo.

INTRODUÇÃO

O que é depressão? Há casos de depressão nas Escrituras? Há pessoas com depressão nos tempos de Cristo? Algum homem de Deus teve depressão?

A resposta é "sim". Embora a moderna palavra *depressão* não esteja na Bíblia, os sentimentos que carregam os que sofrem desse mal podem ser vistos em muitos homens de Deus. Em casos tais, percebemos não somente a depressão, mas também a graça de Deus em meio às aflições por que esses homens passaram.

A depressão, muito mais que um transtorno de humor em que as sensações de frustração, tristeza e pesar afetam e prejudicam o dia a dia por um longo tempo, pode ser uma condição na qual é possível experimentar a graça de Deus de modo muito especial.

Depressão e graça

Depressão e graça são duas palavras muito conhecidas em nossos dias. No entanto, poucos sabem o que a Bíblia fala a esse respeito. Ver a graça nas depressões enfrentadas por alguns homens na Bíblia implica constatar que o Senhor está sempre silenciosamente presente com seus filhos. Não importam o tamanho e a natureza de nossas aflições, ele sempre está ao nosso lado.

As Escrituras não só falam sobre depressão, como também apresentam um grande número de pessoas que tiveram de lidar com esse problema. O certo é que, enquanto alguns a enfrentaram por pouco tempo apenas, outros a experimentaram por um período bem mais longo. Essas foram pessoas que sofreram períodos de depressão profunda: alguns, sentindo dores no corpo; outros, desejando a própria morte. Para muitas dessas pessoas, a depressão teve um ponto-final. E, quando isso aconteceu, foi possível vivenciar momentos de paz na alma.

Vivemos em uma época na qual muitos não creem que a Bíblia é a Palavra de Deus. Para essas pessoas, a Palavra está cheia de erros. Portanto, se não é a Palavra de Deus, mostra-se ineficaz para socorrer o homem em suas aflições, restando-lhe apenas a condição de mais um entre tantos outros livros religiosos e míticos presentes na história da humanidade. Para os adeptos dessa perspectiva teológica, a Bíblia está comprometida com mitos e inserções meramente humanos que se contradizem e, portanto, deve ser vista como qualquer outro livro: com desconfiança.

Essa é apenas uma das razões pelas quais muitas pessoas não têm buscado nas Escrituras conselhos para seus problemas emocionais. Não estou dizendo que as ciências *psi* não tenham seu valor ou que devam ser totalmente desconsideradas. Não. Creio que a graça comum se estendeu sobre elas, assim como o fez sobre outras ciências. Considero apenas que, com o crescimento da teologia liberal, em vez de buscarem os conselhos do Senhor para seu socorro, muitos acreditam, equivocadamente,

Introdução

que seus problemas emocionais nada têm a ver com sua vida espiritual. E, aqui, muitos tropeçam.

Se não tivermos a Palavra de Deus como base para nossa vida, não teremos base para nada. No entanto, como veremos na primeira parte do livro, são muitos os sintomas e as causas da depressão que exigem tratamento e uso de medicamentos, pois sem eles o quadro depressivo só aumentaria.

Assim, para tornar a leitura mais estruturada ao leitor, divide este livro em três partes:

Na primeira, apresento, de modo sucinto, a depressão. Como muitos não a compreendem corretamente, afirmando ser puro fruto da imaginação, ou fruto de um pecado, ou ainda fruto de uma ação demoníaca, na primeira parte do livro mostro como o exagero em questões dessa espécie pode prejudicar o tratamento e a cura de quem sofre de depressão, podendo até mesmo levar à morte.

Na segunda parte, mostro como a graça de Deus agiu na vida de pessoas que estavam em sofrimento na Bíblia Sagrada.

Na terceira e última parte, de modo breve, mostro como o Senhor deseja encher-nos de esperança nos momentos de sofrimento e depressão, levando-nos a experimentar sua vara e seu cajado sempre que nos vemos no vale da sombra da morte.

Há inúmeros casos de depressão na Bíblia. Minha esperança é que você, a exemplo dos homens na Bíblia que estiveram em depressão, também possa submeter-se, humildemente, a todo conselho do Senhor, a toda Palavra de Deus.

Que o Espírito de Cristo seja seu companheiro na viagem pelos estudos que faremos nas páginas deste livro! De maneira muito simples, aqui explico a depressão e relato a experiência de algumas pessoas que vivenciaram esse problema e encontraram a graça de Deus para restaurá-las.

Pela graça e misericórdia,
Wilson Porte Jr.

Parte 1

A DEPRESSÃO E O CRISTÃO

Capítulo 1

DEPRESSÃO E MELANCOLIA

Há no homem um vazio do tamanho de Deus.
Fiódor Dostoiévski[4]

Depressão

O que é depressão? Creio que muitas pessoas fazem essa pergunta quando passam ou veem um ente querido passar por essa enfermidade. Aliás, a depressão é mesmo uma enfermidade?

Há quem diga que não passa de um capricho ou, simplesmente, de preguiça por parte de quem afirma estar sofrendo desse mal. Há também aqueles que dizem que se trata de algum pecado escondido, algo que precisa ser reconhecido e confessado. Existem ainda aqueles que afirmam ser um demônio na pessoa. Será que tais teorias estão certas? É correto fazermos tais assertivas sem antes conhecermos o que ocorre no cérebro humano de quem está com depressão?

A Bíblia não usa o termo *depressão* em nenhuma de suas páginas. No entanto, é preciso lembrar que, embora a Bíblia também não traga a palavra *Trindade*, cremos nela por ver-

---
4 Fabio Ikedo, *Um vazio do tamanho de Deus*. São Paulo: Abba Press, 2013, p. 13.

mos seus contornos em suas páginas. O mesmo ocorre com a depressão.

Em nenhum lugar a Sagrada Escritura afirma que determinado personagem teve depressão. "No entanto, frequentemente descreve homens e mulheres que manifestaram muitos dos sintomas de depressão e ansiedade", afirma o dr. David Murray.[5] Em alguns casos, é difícil afirmarmos se tal personagem passou ou não por depressão. No entanto, já em muitos outros casos, se tivéssemos um médico de hoje nos tempos bíblicos, muitas pessoas seriam diagnosticadas com depressão.

Como bem escreveu o conselheiro bíblico Edward Welsh:

> Procuremos a direção nas Escrituras. Se buscarmos a palavra "depressão", não encontraremos muitas referências, mas, se ampliarmos a busca para "sofrimento", com suas infindas variações, ela ficará repleta de sentido. Cada página terá o potencial de falar diretamente a você.[6]

Assim, encontramos vários personagens bíblicos que atravessaram o que hoje se chama depressão: Jó, Asafe, Salomão, Elias, Jonas, Pedro, Paulo, Caim, entre outros. Na segunda parte deste livro, abordo alguns desses casos e como a graça de Deus se mostrou diante de cada um deles.

Murray também descreve, em livro sobre o assunto, como os sintomas da depressão e da ansiedade podem ser vistos em

---

5 David Murray, *Crente também tem depressão*. Recife: Os Puritanos/Clire, 2012, p. 15.
6 Edward Welsh, *Depressão: a tenebrosa noite da alma*. São Paulo: Cultura Cristã, 2011, p. 12.

Moisés, Ana e Jeremias. Ele afirma que, "nesses casos, é difícil dizer se os sintomas refletem uma depressão ou uma simples baixa temporária. O dr. Martin Lloyd-Jones argumenta, a partir de evidência bíblica, que Timóteo sofria de uma ansiedade quase paralisante".[7] Murray ainda destaca os casos de Elias, Jó e vários salmistas.

Como vive alguém que sofre de depressão?

Para quem vive em depressão, descrevê-la é uma tarefa impossível; senti-la, algo insuportável. Seria como alguém se afogando tentar explicar a sensação de se afogar — é claro que essa pessoa apenas será capaz de explicar o que sentiu se for retirada com vida lá do fundo do rio. É assim que conseguimos saber o que alguém que passou por depressão sente: quando sai da crise e descreve o desespero experimentado.

Andrew Solomon, autor de um dos melhores livros já escritos sobre depressão por alguém que a vivenciou afirma:

> No pior estágio de uma depressão severa, eu tinha estados de espírito que não reconhecia como meus; pertenciam à depressão tão certamente quanto as folhas naqueles altos ramos da árvore pertenciam à trepadeira. Quando tentei pensar claramente sobre isso, senti que minha mente estava emparedada, não podia se expandir em nenhuma direção. Eu sabia que o sol estava nascendo e se pondo, mas pouco de sua luz chegava a mim. Sentia-me afundando sob algo mais forte do que eu; primeiro, não conseguia controlar os

---

[7] Murray, op. cit., p. 16.

joelhos e, em seguida, minha cintura começou a se vergar sob o peso do esforço, e então os ombros se viraram para dentro. No final, eu estava comprimido e fetal, esvaziado por essa coisa que me esmagava sem me abraçar.[8]

Gavin Aitken e sua esposa, Eleny Vassão, escreveram um livro para ajudar quem sofre com depressão, intitulado *Dor na alma*. Ao descrever o depressivo, afirmam que a pessoa é capaz de chorar por horas a fio e nem saber por que está chorando. Nesse estado, faltam emoções, sente-se fraqueza física, não se consegue falar de propósito de vida, experimenta-se uma solidão profunda e angustiante, além de lhe atravessarem pensamentos suicidas.[9]

A rotina de uma vida espiritual se torna praticamente impossível em um estado mental desse tipo. Nessa hora, a comunhão dos santos pode fazer muita diferença. Estar em companhia de quem sofre para sofrer com ele, chorar com ele e orar com – e por – ele pode fazer realmente bastante diferença. Como escreveu Murray, "o crente deprimido não pode concentrar-se para ler ou orar. Ele não quer encontrar-se com as pessoas e, assim, procura evitar a igreja e a comunhão. E, com frequência, pensa que Deus o abandonou".[10]

A esperança de que algo possa mudar praticamente desaparece. Semelhante a alguém prostrado, que se encontra no fundo

---

8 Andrew Solomon, *O demônio do meio-dia: uma anatomia da depressão*. São Paulo: Companhia das Letras, 2014, p. 18.
9 Eleny Vassão de Paula Aitken e Gavin Levi Aitken, *Dor na alma: depressão, uma dor que ninguém compreende*. São Paulo: Cultura Cristã, 2007, p. 15.
10 Murray, op. cit., p. 17.

de um poço sem esperança de ser encontrado ali para lhe lançar uma corda, o depressivo sofre pela falta de esperança. O pregador puritano Richard Baxter (1615-1691), ao chamar a depressão de *tristeza excessiva*, afirma que é um sentimento que atrapalha por demais a esperança. "Tais pessoas gostariam de ter esperança, mas não conseguem. Todos os seus pensamentos são cheios de desconfiança e apreensão; elas nada veem além de perigo, aflição e desamparo."[11] É assim que, segundo Baxter, a tristeza excessiva consome o homem, incapacitando-o e governando seus pensamentos. E, ao tornar o ser humano incapacitado, este "morre" ainda estando vivo. Por mais que você fale com ele, exorte-o, chacoalhe-o, nada parece mudar. E a razão para tudo isso é muito simples: a depressão ceifa a alma de uma pessoa.

> A depressão ceifa mais anos do que a guerra, o câncer e a Aids juntos. Outras doenças, do alcoolismo aos males do coração, mascaram a depressão quando esta é a causa; se levarmos isso em consideração, a depressão pode ser a maior assassina do mundo.[12]

Talvez a parte mais triste da depressão seja o fato de que, em muitas famílias, sociedades e igrejas, a maioria das pessoas não a compreendem, tratando o doente como o culpado pela doença. Seria o mesmo que responsabilizar portadores de síndrome de Asperger ou esquizofrenia por conta de um pecado.

---

11 Richard Baxter, *Superando a tristeza e a depressão com a fé*. São Paulo: Vida Nova, 2015, p. 28.
12 Solomon, op. cit., p. 25.

Ao vermos um comportamento inadequado, não devemos julgá-lo de imediato como decorrente de pecado, inclusive quando se tratar de crianças. A primeira infância deve ser analisada com bastante cuidado, pois há muitas doenças neurológicas que não são diagnosticadas nem percebidas nessa fase, imputando-se às crianças acometidas comportamentos inadequados como frutos de um pecado, e não como decorrentes de um problema neurológico.

Imagine que um conselheiro bíblico, ao testemunhar o mau comportamento de uma criança, oriente seus pais a disciplinarem tal criança, afirmando que esse é o único meio para corrigir o desvio em seu coração. Aparentemente, essa pode ser uma orientação correta e piedosa, pois a Bíblia nos exorta a disciplinar nossos filhos. No entanto, o que pode ocorrer se tal comportamento for fruto de um distúrbio ou doença neurológica, como as já citadas? Uma criança portadora de síndrome de Asperger nem sempre é diagnosticada nos primeiros anos de vida, e vive como uma criança normal, apenas com alguns problemas comportamentais decorrentes de uma disfunção neuroquímica cerebral.

Em verdade, o que defendo aqui é que nem sempre a solução para a mudança de comportamento é a disciplina ou o prejulgamento, mas a sabedoria e o bom senso, que nos levam a orar e pedir sabedoria a Deus para encontrar o melhor caminho. Um conselheiro cristão deve estudar e se dedicar a conhecer as doenças neurológicas hoje reconhecidas. Infelizmente, muito boa parte daquilo que se tem considerado pecado nem sempre o é. E, por mais absurdo que pareça, é algo que acontece com muita frequência no Brasil, principalmente em igrejas e entre conselheiros que pertencem à primeira geração de aconselhamento bíblico (explico isso melhor no Capítulo 4). Em suma, assim como é absurdo alguém olhar para um portador de síndrome de Asperger ou um esquizofrênico e dizer "Isso é frescura, é apenas pecado" sem pedir um exame médico que possa explicar tal comportamento, é absurdo olhar para alguém que sofre de depressão e dizer: "Isso é frescura, é apenas pecado" sem antes pedir um exame médico que possa explicar eventuais causas físicas.

Especificamente quanto à depressão, concordo com Murray quando afirma que "um benefício adicional de se ter algum conhecimento a respeito da depressão é que isso vai impedir o perigoso e prejudicial equívoco que muitas vezes leva pessoas, especialmente os cristãos, a verem os medicamentos não como uma provisão de Deus e de sua graça, mas como uma rejeição a Deus e à sua graça".[13]

Como escreveu o príncipe dos pregadores, Charles H. Spurgeon (1834-1892), há cerca de 150 anos:

> Está tudo muito bem para aqueles que estão com a saúde robusta e cheios de espírito para culparem aqueles cujas vidas são doentias ou cobertas pelo pálido aspecto de melancolia, mas esta [doença] é tão real quanto uma ferida aberta, e muito mais difícil de suportar porque faz tanto mal na região da alma que, para os inexperientes, parece

---

13 Murray, op. cit., p. 18.

ser um mero caso de fantasia e imaginação doentia. Leitor, nunca ridicularize o nervoso e o hipocondríaco, pois a dor deles é real; embora muito [da doença] esteja na imaginação [processo de pensamento], ela não é imaginária.[14]

Melancolia

Há quem afirme indevidamente que a depressão é uma doença moderna, o que não é verdade. Assim como o sofrimento humano é antigo, também a depressão o é. Obviamente, nem sempre recebeu essa denominação. No entanto, não podemos acreditar no discurso que afirma que, apenas de cem anos para cá, essa doença tem-se manifestado na humanidade.

Há alguns séculos, o termo *melancolia* era empregado no lugar de depressão. Em tempos mais remotos, expressões como *tristeza excessiva, homem (ou mulher) de dores*, entre outras, eram usadas para descrever o espírito de alguém que estivesse passando por depressão.

Gilson Santos, em excelente prefácio ao livro de Zack Eswine *A depressão de Spurgeon*, mostra a contribuição dos puritanos para a melancolia (termo usado para depressão entre os séculos XVII e XIX):

> Desde o início, os puritanos valeram-se de contribuições da medicina hipocrático-galênica e recorreram ao conceito de "melancolia", que era usualmente utilizado por eles para definir a condição de depressão para a qual o sujeito não podia oferecer nenhuma razão coerente, e que resultava de

---

14 Spurgeon apud Murray, op. cit, p. 29.

causas naturais ("constitucionais"), em distinção das causas definidamente espirituais ou circunstanciais.[15]

De acordo com outro puritano, Richard Baxter, estas seriam as possíveis causas da melancolia:

> O desequilíbrio, a fraqueza e a enfermidade do corpo. Por causa disso, a alma fica francamente impossibilitada de absorver qualquer sentimento de conforto. Mas, quanto mais a necessidade natural é demandada, menos pecado e perigo rondam a alma, porém nunca será menos difícil; pelo contrário, torna-se mais problemático.[16]

Baxter ainda associa melancolia a impaciência, algo facilmente perceptível na enfermidade da depressão hoje conhecida. Para ele, que resume boa parte do pensamento puritano de sua época, a impaciência é apenas uma de muitas causas para a melancolia ou, em outras palavras, para a depressão. Além da impaciência, Baxter alista, igualmente, o descontentamento, os cuidados (excessivos sobre determinadas coisas), o amor pecaminoso contínuo por algum interesse carnal, a insubmissão à vontade de Deus, a fé insuficiente e o desejo de receber o céu apenas por satisfação.[17]

Desse modo, é possível entendermos como a depressão moderna era tratada nos séculos passados, concluindo que

---

15 Zack Eswine. *A depressão de Spurgeon: esperança realista em meio à angústia*. São José dos Campos, SP: Fiel, 2015, p. 20.
16 Baxter, op. cit., p. 31.
17 Ibidem, p. 41.

não é algo apenas de nosso tempo. O sofrimento advindo da doença *depressão* está na humanidade desde tempos remotos, embora apenas recentemente tenha recebido essa denominação, crescendo, de forma assustadora, em todo o mundo. Portanto, a depressão não é algo novo e, atualmente, acomete boa parte da humanidade.

Capítulo 2

CAUSAS E SINTOMAS

> *Garanto que não sei por que estou triste;*
> *A tristeza me cansa, como a vós;*
> *Mas como a apanhei ou contraí,*
> *Do que é feita, ou do que terá nascido,*
> *Ainda não sei.*
> *A tristeza me fez um tolo tal*
> *Que é difícil até saber quem sou.*
> Personagem Antônio, em O mercador de Veneza.[18]

Há muitos anos, Eleny Vassão e Gavin Aitken trabalham no setor de psiquiatria do Hospital das Clínicas de São Paulo, especialmente com aconselhamento bíblico. Em *Dor na alma*, obra já citada, descrevem que boa parte de seu trabalho é desenvolvida entre pessoas deprimidas.

Como bem apontam esses autores, no meio evangélico a pessoa deprimida ou em depressão é, com frequência, malvista ou mal compreendida. Via de regra, as pessoas já têm uma opinião formada a seu respeito, opinião que nem sempre se coaduna com a realidade. No entanto, não é só no meio evangélico que falta compreensão sobre esse assunto. Em ou-

---

18 Shakespeare apud Solomon, op. cit., p. 28.

tros meios, homens e mulheres que sofrem de depressão são frequentemente mal compreendidos.

No meio cristão, o que encontramos são pessoas que imediatamente julgam o depressivo como alguém que sofre porque pecou. Assim, a causa da depressão seria algum pecado escondido. Logo, a "cura" consiste em localizar o tal pecado escondido e, em seguida, fazer o depressivo se arrepender e confessar. Desse modo, tudo estaria resolvido.

Quando a confissão de um suposto pecado não dá fim à depressão, tem início um processo de angústia e recriminação. O doente é, quase sempre, afastado daqueles com quem convive, deixando de ser considerado digno de viver no meio dos demais, dos "sem-pecado", daquelas pessoas que não sofrem de depressão porque não pecaram. Ou seja, acredita-se na possibilidade de resolver a depressão de um modo simples e comportamental.

Pessoalmente, com o devido respeito, discordo totalmente dessa visão. Sabe-se – e não é de hoje – que a depressão pode ter diversas causas, além de um possível somatório de todas elas. Pecado não confessado é apenas um desses muitos fatores. Julgar que toda depressão decorre de pecado transcende a precipitação e a insensatez, revelando-se mesmo como algo desumano.

Algumas das causas médicas da depressão apresentadas pelo casal Aitken são predisposição genética (quando pessoas depressivas encontram, no passado de suas famílias, parentes que também sofreram de depressão, lembrando-se de alguns eventos em sua infância, quando sofreram com os sintomas da depressão mesmo na inexistência de razões para isso),

Causas e sintomas

desequilíbrio químico, efeitos secundários (de várias outras doenças, como Parkinson, Alzheimer, diabetes, entre outras) e reação a perdas.[19] Gavin e Eleny discorrem ainda acerca de outras razões, também apresentadas por outros autores de obras que estudam a depressão: culpa, divórcio, prisão, morte de um familiar muito próximo, entre outras.

Aqui, cabe dizer que, obviamente, nem todos que perdem um parente próximo entram em depressão. Aliás, a maioria das pessoas que perdem entes queridos, de suas próprias famílias, não entra, necessariamente, em depressão. Não podemos generalizar, embora essa seja uma causa frequente. Não podemos diminuir aqueles que caem, como se fossem pessoas que estão apenas sofrendo de autocompaixão ou autocomiseração. É possível, sim, que estejam agindo dessa forma – e, nesse caso, claro, estarão pecando. No entanto, a sabedoria nos leva sempre a orar e pedir uma direção do Senhor quanto à possibilidade de essa depressão estar, de fato, ocorrendo em virtude de reações cerebrais anormais causadas pelo trauma de uma perda. É raro, mas é possível, e, portanto, não podemos desconsiderar essa possibilidade.

O dr. Welsh apresenta, em seu livro *Depressão*, o que foi proposto pelo Manual Diagnóstico e Estatístico de Transtornos Mentais (DSM-IV), descrevendo o que o DSM-IV considera distúrbios depressivos, ou bipolares, englobados no episódio depressivo maior. Ali, para esclarecer a depressão, são trazidas, em linguagem técnica, todas as suas causas.[20]

---

19 Aitken, op. cit., pp. 16-17.
20 Welsh, op. cit., pp. 20-22.

Andrew Solomon, também tratando da DSM-IV em seu livro[21] *O demônio do meio-dia*, defende que as causas apresentadas no Manual são arbitrárias. Para ele, ninguém pode ser capaz de definir e descrever, à perfeição, todas as causas de um problema que tem origens diversas. Ademais, Solomon compreende que a tendência de se ver a depressão como uma doença irreal pode ser algo extremamente perigoso. Nesse sentido, descreve:

> A doença da mente é uma doença real e pode ter graves impactos no corpo. As pessoas que vão aos consultórios queixando-se de cólicas ouvem com frequência as palavras: "Ora, não há nada de errado com você, só está deprimido!". Se a depressão é severa a ponto de causar cólicas, quer dizer que está realmente fazendo mal e exige tratamento. Se alguém se queixa de problemas respiratórios, ninguém lhe diz: "Ora, não há nada de errado com você a não ser um enfisema!".[22]

É muito importante que a pessoa em depressão nunca deixe de considerar o uso de medicação. "Os medicamentos antidepressivos poderão ajudar, e as mulheres devem estar prontas a considerá-los", escreveu Edward Welsh.[23] Ele mesmo descreve, em seu livro, vários problemas médicos que apresentam efeitos depressivos conhecidos: doença de Parkinson, derra-

---

21 Solomon, op. cit., p. 18.
22 Solomon, op. cit., p. 20.
23 Welsh, op. cit., p. 162.

me cerebral, esclerose múltipla, epilepsia, trauma cerebral, lúpus (SLE), deficiências vitamínicas, mudanças pós-cirúrgicas, Aids, hepatite, mudanças pós-parto, hipertireoidismo, hipotireoidismo, doença de Cushing, tensão pré-menstrual, infecções virais ou bacterianas, certos tipos de dor de cabeça, doença cardíaca, efeitos colaterais de medicações, fadiga crônica e qualquer doença crônica.[24]

Causas pecaminosas para a depressão

Não posso, porém, reduzir o efeito do pecado, o qual, obviamente, também tem o grande poder de levar uma pessoa à depressão. Pecados podem levar à depressão. Como bem assinalou o dr. Murray, "assim como problemas do coração podem ser causados pelo abuso de cigarro e álcool, o diabetes pode ser causado pela glutonaria ou uma fratura exposta pode ser causada por se levar o corpo para além dos limites postos por Deus, também uma enfermidade mental pode ser causada por pecado pessoal".[25] O dr. Murray ainda registra que não podemos diminuir os efeitos da depressão causada pelo pecado, pois esta, depois de já haver deixado marcas no corpo, afeta psicossomaticamente partes físicas que precisarão ser acompanhadas por especialistas da área médica. No entanto, é preciso muito cuidado para não se colocar toda a culpa de nossa depressão nos pecados. Fazer isso, como Murray afirma, "não apenas é errado, como também algo muito perigoso".[26]

---

24 Ibidem, p. 162.
25 Murray, op. cit., p. 32.
26 Idem, ibidem.

Mas, se o pecado pode levar à depressão, quais tipos conduzem a esse quadro com maior frequência?

O puritano Richard Baxter descreve alguns possíveis pecados com maior potencial para nos levar à depressão. Baxter assinala que, "entre as pessoas que temem a Deus, há ainda outra causa de melancolia e tristeza excessiva: a ignorância e as concepções equivocadas quanto a questões concernentes à paz".[27] Baxter acredita que a "a ignorância do caminho predominante do Evangelho ou da aliança da graça seja um pecado que leve à depressão. Outro seria um erro com relação ao sentimento de humildade quanto ao pecado, ou um erro sobre a natureza da dureza do coração".[28] Em terceiro lugar, a conclusão imediata (e ignorante) de que tudo está pior do que poderia estar. Vários outros casos são assinalados por Baxter, com o objetivo de apresentar como não é simples descrever uma única base pecaminosa para a depressão. Em síntese, para Baxter, todo pecado que é cometido obstinadamente, sem arrependimento, pode levar à depressão.

Causas demoníacas para a depressão

Da mesma forma que muitos exageram na questão pecaminosa, muitos também exageram na questão demoníaca, afirmando que, em quase todos os casos de depressão, devemos considerar possessão demoníaca. Creio que, nos meios mais esclarecidos, esse pensamento já não mais sobrevive. No entanto, ainda há aqueles que acreditam nisso.

---

27 Baxter, op. cit., pp. 45-46.
28 Ibidem, pp. 51-52.

Para Baxter, Satanás não pode ser desconsiderado nessa equação. Segundo ele, Deus pode permitir que o diabo crie oportunidade para que a pessoa venha a viver debaixo de opressão, sofrimento e doenças que levem à depressão. O caso último em que Satanás agiria é na possessão de alguém, com as pessoas privadas de razão e entendimento. Segundo Baxter,

> Quando suas ações são aquelas que chamamos de possessão, ele pode operar por meios e tendências do corpo, e às vezes trabalha bem acima do poder da enfermidade em si, como quando pessoas incultas falam línguas estranhas e quando pessoas enfeitiçadas vomitam ferro, vidro etc. E, às vezes, ele faz o trabalho usando apenas a doença em si, como no caso da epilepsia, loucura etc.[29]

Em outras palavras, não podemos deixar de considerar a ação demoníaca que resulte em sofrimento e angústia extremos na pessoa. Mas longe de nós imaginarmos que toda depressão e sofrimento ou angústia extremos são fruto de ação demoníaca. Boa parte do sofrimento de Saul no final da vida deve ser atribuído à ação demoníaca. Porém, mais uma vez, não podemos julgar que todo sofrimento semelhante resulte de uma mesma ação espiritual.

Ações endógenas e reativas

Ainda tentando as causas da depressão, precisamos levar em conta os casos endógenos e os casos reativos – duas categorias principais segundo as quais se classifica a depressão.

---

29 Baxter, op. cit., pp. 37-38.

A reativa está associada a algum gatilho que, uma vez disparado, gera depressão, como, por exemplo, um fato estressante, pensamentos inúteis, entre outros.[30] A endógena, por sua vez, sempre pressupõe algo orgânico, físico ou biológico. Não é fácil perceber a distinção entre ambas as categorias.

Ao considerar essas causas, Murray aponta cinco gatilhos prováveis relacionados à depressão: estresse, psicologia (o modo como pensamos), pecado, doença e soberania (a própria soberania de Deus).[31] Murray ainda propõe a má alimentação e outros problemas como fatores que podem levar à depressão. Problemas mecânicos, químicos e elétricos em nosso cérebro que chegam a afetar o modo como pensamos e também nossa personalidade. Como nosso cérebro é o órgão mais complexo do corpo, de acordo com Murray, "possivelmente é o mais afetado de todos pela queda e pela maldição divina que recaiu sobre nós".[32]

Sintomas

Os sintomas para a depressão são diversos e inesgotáveis. Embora conheçamos vários quadros ilustrativos, longe de nós os considerarmos algo inalterável, pois, da mesma forma que o cérebro humano é complexo, as causas e os sintomas da depressão também o são, além de inesgotáveis. Os Aitken nos lembram que o DSM-IV também abarca outros tipos de depressão, além daqueles já citados: a *distimia*, considerada por muitos a depressão mais leve já conhecida, e a *depressão importante*, tida como a mais severa. Os sintomas vão desde

---

30 Murray, op. cit., p. 51.
31 Ibidem, pp. 51-60.
32 Ibidem, p. 58.

Causas e sintomas

alteração no apetite (falta ou excesso) e sentimentos de desesperança, até insônia, fadiga, perda ou ganho de peso, agitação ou retardo psicomotor, entre outros. Há uma lista no livro *Dor na alma* que retrata bem esses quadros, bem como algumas formas possíveis de tratamento.[33]

Segundo Solomon, no relato a seguir, não podemos diminuir a depressão. Como ele cuidadosamente descreve, a depressão apresenta muitas causas e sintomas e, em tudo isso, precisamos compreender que ela talvez não seja tão simples como muitos insistem em tratá-la:

> muita coisa acontece durante um episódio depressivo. Há mudanças na função do neurotransmissor, mudanças na função sináptica, aumento ou decréscimo da excitabilidade entre neurônios, alterações de expressão de gene, hipometabolismo (geralmente) ou hipermetabolismo no córtex frontal, níveis elevados de hormônio liberado pela tiroide (TRH), perturbação da função na amígdala e possivelmente no hipotálamo (áreas dentro do cérebro), níveis alterados de melatonina (hormônio que a glândula pineal fabrica a partir da serotonina), aumento da prolactina (o lactato aumentado em indivíduos predispostos a ansiedade trará ataques de pânico), diminuição de temperatura corporal no período de 24 horas, distorção da secreção de cortisol no período de 24 horas, perturbação do circuito que liga o tálamo, os gânglios basais e os lobos frontais (mais uma vez, centros do cérebro), aumento do fluxo sanguíneo para o lobo frontal do hemisfério dominante, diminuição

---

33 Aitken, op. cit., pp. 20-21.

de fluxo sanguíneo para o lobo occipital (que controla a visão), diminuição de secreções gástricas. É difícil saber o que deduzir de todos esses fenômenos. Quais são as causas da depressão, quais os sintomas, o que é meramente acidental? Pode-se pensar que os níveis elevados de TRH significam que ele provoca sensações ruins; na verdade, porém, administrar altas doses de TRH pode ser um tratamento temporariamente útil da depressão... As células cerebrais mudam suas funções prontamente e, durante um episódio depressivo, o coeficiente entre as mudanças patológicas (que causam depressão) e as adaptativas (que a combatem) determina se você continua doente ou melhora. Se receber medicamentos que aproveitam ou ajudam suficientemente os fatores adaptativos a derrubar os patológicos de uma vez por todas, então se libertará do ciclo, e seu cérebro pode continuar ocupado com suas rotinas habituais.[34]

Com essas palavras, percebemos quão complexos são os sintomas e as causas de uma depressão. Todos que a tratam como se fosse "simplesmente" um pecado ou uma possessão ou opressão demoníaca estão agindo de modo precipitado, além de arrogante e desumano. Quando "a pessoa não consegue ver nada além do medo e dos problemas", quando a pessoa passa a viver a "perturbação e a inquietação da mente",[35] não é sábio agirmos de modo precipitado, mas com graça, paciência, compaixão e oração.

---

34 Solomon, op. cit., versão Kindle, posição 1.061.
35 Baxter, op. cit., p. 33.

Capítulo 3

TRATAMENTO E MEDICAMENTOS

> *Não há dúvidas de que o problema conhecido como depressão espiritual é bastante comum. De fato, quanto mais o estudamos e falamos sobre ele, mais descobrimos como é comum.*
>
> David Martin Lloyd-Jones[36]

Qual o tratamento ideal para quem passa por depressão? Seria apenas um? Seria apenas utilização de remédios ou participação em psicoterapias? Seria apenas aconselhamento bíblico ou expulsão demoníaca? Como devemos enxergar o uso de medicamentos para o tratamento de uma doença aparentemente da alma (embora já se tenha visto até aqui não ser apenas uma doença da alma)? Devemos concordar e incentivar a intervenção médica no tratamento da depressão?

Sem dúvida alguma, o uso de toda ferramenta que possa ajudar é bem-vindo. No entanto, não se deve considerar nenhuma ferramenta suficiente e definitiva, sobretudo quando se trata de um caso grave de depressão. Um bom exemplo disso é o uso da psicanálise, que objetiva explicar as coisas e

---

36 David Martin Lloyd-Jones. *Depressão espiritual*. São Paulo: PES, 1987, p. 22.

desenterrar traumas que tenham desencadeado uma neurose. A psicanálise, portanto, é capaz de compreender e explicar um quadro, mas não é capaz de alterá-lo.[37] Além do uso da psicanálise, recentemente outras terapias têm sido usadas. Gavin e Eleny Aitken destacam a terapia comportamental cognitiva, a terapia interpessoal, a estimulação magnética transcraniana repetida, a terapia de dessensibilização e o reprocessamento do movimento do olho, a massagem e até mesmo o uso de caixas de luz para pessoas com disfunção afetiva sazonal. Uma lista completa pode ser encontrada no livro *Dor na alma*, de sua autoria.[38]

Sobre a graça comum e a suficiência das Escrituras

É notório que muitos rejeitam por completo qualquer tipo de tratamento ou terapia, considerando-os falta de fé. Quando assim afirmam, pretendem ensinar às pessoas que nada além das Escrituras é capaz ou preciso para curar alguém de uma doença psíquica. Embora tais pessoas creiam na doutrina da graça comum do Senhor, que opera sobre os ímpios para iluminá-los e ajudá-los na descoberta de medicamentos e cirurgias que abençoam, inclusive, os justos, também creem que a graça comum de Deus não pode atuar nas questões relacionadas à alma, mas tão somente ao corpo. Via de regra, a base bíblica a que recorrem é frágil e desprovida de exegese.

---

37 Aitken, op. cit., p. 25.
38 Ibidem, pp. 25-26.

Tratamento e medicamentos

Creio, assim como escreveu David Murray, que a graça comum também é claramente percebida quando o assunto está relacionado à alma humana e às ciências que tratam dela. Obviamente, não estou afirmando que tudo nesse campo é fruto da graça comum, pois, sem dúvida, há muito absurdo e ideologias completamente anticristãs e antibíblicas nas ciências psicológicas. Mas dizer que tudo que está lá deveria ser rejeitado é um comportamento simplista.

Outro abuso no uso dos termos diz respeito à suficiência das Escrituras. Quando alguns irmãos em Cristo afirmam que somente a Bíblia é suficiente para socorrer aqueles que sofrem de depressão, fazem mau uso da própria Escritura. Sim, eu creio na suficiência das Escrituras. Mas também creio que é suficiente para aquilo a que se pretende suficiente. Para mim, parece óbvio que as Escrituras não são suficientes para tudo. Veja, por exemplo, qual instrução a Bíblia dá sobre a cirurgia de catarata? Ou sobre o momento na ordem do culto em que devo realizar a entrega dos dízimos e ofertas? A Bíblia é suficiente para nos ensinar a esse respeito? E o que dizer da troca do pneu de um carro? E a profissão que devo exercer? A Bíblia é suficiente para isso?

Veja, então, que, embora a Bíblia seja suficiente para tudo que está relacionado à nossa salvação, à glória de Deus, à nossa pecaminosidade, à nossa fé e a tudo o mais relacionado à nossa situação pecaminosa e à nossa redenção, não se pretende suficiente em todas as questões da vida. Embora a Bíblia não nos dê uma direção clara quanto a tudo, oferece-nos "princípios gerais adequados nos quais devemos pensar muito bem" antes de tomarmos uma decisão.[39]

---

39 Murray, op. cit., pp. 84-85.

Graças a Deus, temos sua luz e sabedoria para fazer uso de tudo que nos possa ajudar a ficarmos bem. Assim, creio que é pecado rejeitarmos deliberadamente o uso daquilo que Deus permitiu que fosse descoberto para o bem-estar dos seres humanos. O erro na forma de ver o propósito das Escrituras tem levado algumas pessoas até mesmo ao suicídio, por rejeitarem o uso de medicamentos em situações em que claramente se faziam necessários.

Intervenção médica e medicamentos

Há poucas décadas, encontrávamos muitas pessoas em segmentos principalmente pentecostais que recriminavam o uso de medicamentos em todo e qualquer caso de enfermidade. Diziam que, se você tomasse remédio ou fosse ao médico, isso caracterizaria falta de fé em sua vida. Afirmavam que, se você tem fé, deveria crer na suficiência da oração e das promessas da Palavra de que ele levou sobre si nossas enfermidades.

Hoje, graças a Deus, praticamente não mais encontramos esse pensamento, seja nos meios pentecostais, seja nos meios históricos. No entanto, o que os levava a afirmar isso era um desejo sincero e piedoso. Eles realmente criam que, se fizessem uso de medicamentos para a cura de suas doenças, isso seria sinal de falta de fé no poder de Deus para curar.

Não é de hoje que o povo de Deus compreende que o uso de medicamentos não deve ser negligenciado. Há séculos, desde que os medicamentos foram criados, o povo de Deus tem feito uso deles. E não só fazem uso, como também dão graças a Deus pela sabedoria que ele deu a homens e mulheres na descoberta desses recursos, que tanto alívio e cura trazem às pessoas que sofrem.

Eswine, ao tratar da depressão de Charles H. Spurgeon, pastor batista do século XIX, traz-nos as palavras desse homem de Deus, chamado de o "Príncipe dos Pregadores", ele mesmo alguém que lutou contra a depressão:

> A "imaginação" melancólica pode aumentar e intensificar o que nos aflige. Entretanto, a "depressão do espírito" origina-se de "uma doença real, e não imaginária". Esses casos biológicos, Charles diz claramente, exigem "a intervenção do médico" mais do que do pastor ou do teólogo. Pastores e cristãos precisam de profissionais médicos em sua equipe de cuidado pastoral.[40]

Outro homem de Deus do passado, Richard Baxter, deixa claro em seu livro *Superando a tristeza e a depressão com a fé* que pessoas em depressão agem como enfermos, que, muitas vezes, "comem por absoluta necessidade, com aversão e repulsa."[41]

Spurgeon, considerando a depressão uma enfermidade, em dois de seus sermões recomendou o uso de medicamentos: "Do mesmo modo que não seria sábio dispensar o açougueiro e o alfaiate e esperar ser alimentado e vestido pela fé, não é sábio viver sob uma suposta fé e dispensar o médico e seus medicamentos (...). Fazemos uso de medicamentos, mas esses

---

40 Eswine, op. cit., p. 50.
41 Baxter, op. cit., p. 29.

não podem fazer nada fora do Senhor, que cura todas as nossas doenças".[42]

Conhecer a depressão um pouco mais a fundo pode ser de grande benefício para aqueles que convivem com pessoas que sofrem de depressão. Como bem escreveu Murray, "um benefício adicional de se ter algum conhecimento a respeito da depressão é que isso vai impedir o perigoso e prejudicial equívoco que muitas vezes leva pessoas, especialmente cristãos, a verem os medicamentos não como uma provisão de Deus e de sua graça, mas como uma rejeição a Deus e à sua graça".[43]

Compartilho da alegria de Murray de que, hoje, muitas pessoas dentro do movimento de aconselhamento bíblico "passaram a atribuir alguma importância ao uso de medicamento no tratamento de algumas formas de depressão".[44] No entanto, ainda existe muita gente que minimiza ou rejeita por completo o uso de medicamentos, como se isso fosse completa falta de fé. Muitos ainda minimizam a depressão como doença, não a colocando ao lado de outras doenças, como glaucoma, cárie, hepatite ou artrose. Desde que vivemos em um mundo caído, estamos sujeitos às doenças e às incapacidades consequentes de vivermos em "um corpo caído em um mundo caído", sujeito às mesmas enfermidades que todas os demais seres.[45]

---

42 Eswine, op. cit., p. 149.
43 Murray, op. cit., p. 18.
44 Ibidem, p. 57.
45 Idem, ibidem.

Capítulo 4

ADAMS QUESTIONADO

> O trabalho de Adams não foi perfeito. No entanto, compreendido dentro de seu contexto histórico, não havia outra forma dele ter acontecido. Adams trouxe a força de um fundador – e as falhas que vem com ela. Adams foi um Lutero. O que deve ser esperado é a necessidade de avanço. O que deve ser esperado é reflexão e desenvolvimento teológicos que tornem os cristãos sábios e amorosos, competentes a aconselhar. Este tem sido o trabalho da segunda geração de conselheiros bíblicos. E continuará a ser o trabalho das sucessivas gerações.
>
> Heath Lambertn[46]

A importância de Jay Adams para o movimento de aconselhamento bíblico é enorme. Ele surgiu no cenário americano e mundial em um período de abandono das Escrituras, em que muitos pastores abandonavam o cuidado das almas, legando-o tão somente

---

46 Heath Lambert, *The biblical counseling movement after Adams*. Wheaton: Crossway, 2012, p. 162.

aos profissionais das ciências psicológicas. Adams surge como uma voz que clama pelo retorno às Escrituras e à confiança de que é suficiente para curar a alma humana. É um homem de mente privilegiada, autor de dezenas de livros, os quais não abordam apenas o aconselhamento cristão, mas também outros assuntos dentro da teologia, inclusive escrevendo comentários bíblicos.

Assim, desde a metade do século XX, Adams tem influenciado muitos pastores e conselheiros. Ele é o pai e principal mentor da chamada "primeira geração" do movimento de aconselhamento bíblico. No entanto, apesar de muitos e bons adjetivos que podemos atribuir a ele, há, sem dúvida, algumas falhas em sua compreensão acerca do modo como a alma humana deve ser tratada quando está enferma. Curiosamente, os "pais" das segunda e terceira gerações de aconselhamento bíblico são discípulos de Adams. Foram esses os primeiros a questionar a visão de seu mestre quanto ao diagnóstico e à cura de uma alma.

O fato é que muitos autores têm questionado a visão de Adams no tratamento da depressão, da esquizofrenia e de outras doenças. Para ele, essas doenças são sempre fruto de algum pecado, o qual deve ser reconhecido, confessado e abandonado, a fim de que aquele que sofre seja curado.

De acordo com Adams, há apenas dois conselhos neste mundo: o conselho divino e o conselho demoníaco. Não há a possibilidade de haver qualquer conselho psicológico ou psiquiátrico, ou de qualquer outra fonte. Afora os conselhos divino e demoníaco, Adams diz que não há mais nada. Ou seja, se alguém lhe dá qualquer conselho e este não está na Bíblia, é demoníaco. A ideia polarizada de Adams é tida por Roger F. Hurding em *A Árvore da Cura* como uma perspectiva de mútua exclusão. Para ficar simples, para Adams, "considera-se que todos os problemas de causa não-orgânica são hamartogênicos (causados pelo pecado). A vida pecaminosa está no centro da atenção do aconselhamento".[47]

Pense, por exemplo, na depressão. Para Adams, se ela não for causada por questões orgânicas, sempre serão causadas por pecado, sendo, em si, pecado também. Adams não vê a possibilidade de existir uma enfermidade (uma depressão, por exemplo) mental não orgânica. Ele mesmo escreve que "nas Escrituras há somente três fontes originadoras de problemas pessoais na vida diária: a atividade de demônios, o pecado pessoal e as enfermidades físicas... não havendo espaço disponível para um quarto: as enfermidades mentais não orgânicas".[48]

Uma crítica de forte expressão de Hurding a Adams e suas perspectivas sobre o tratamento de enfermidades mentais é a de que os métodos empregados por Adams em seu aconselhamento são tanto cognitivos quanto comportamentais. Ou seja, para Hurding, Adams que critica tanto a psicologia acaba agindo de um modo *behaviorista* e inconsistente. O *behaviorismo*, às vezes chamado de *comportamentalismo* é um conjunto de teorias dentro da própria psicologia que estuda o comportamento humano. Para Hurding, Adams critica a psicologia, mas age como um behaviorista ao buscar "mudanças nas ma-

---

47 Roger F. Hurding. *A árvore da cura: fundamentos psicológicos e bíblicos para aconselhamento cristão e cuidado pastoral*. São Paulo: Vida Nova, 1995, p. 319.
48 Ibidem, p. 320.

neiras de pensar e nos padrões de comportamento" como se as mudanças em seus clientes pudessem acontecer imediatamente, após estes darem ouvidos aos conselhos e colocá-los em prática.[49]

Algumas das dicas comportamentais citadas por Hurding são a tarefa inicial de um dia, a pontualidade em certa atividade durante um período de tempo, bem como a execução de tarefas da casa, como tirar o pó da sala de estar. O cumprimento destas tarefas faria com que o cliente atingisse a paz desejada, de um modo totalmente comportamental. A ideia é: faça isso e você ficará curado; não faça, e você continuará doente.[50] Como acerta Hurding, "a posição de Adams é essencialmente de 'exclusão', no que diz respeito aos conceitos e à prática da psicologia e das disciplinas afins."[51]

Embora tenha como um de seus alvos a psicologia behaviorista, não são poucos os que consideram a própria linha de aconselhamento de Adams também behaviorista. Como corretamente observou Murray, uma das lógicas pelas quais Adams é conhecido tem sido justamente a seguinte: "Se você agir corretamente, terá o sentimento correto".[52]

Para Adams, a depressão não é meramente uma doença, mas também um sentimento ruim, fruto de ações ruins, pecaminosas. Desse modo, a visão noutética (outro nome usado para a visão de Adams) assegura que, se tiver um bom comportamento, ou seja, se arrepender, confessar e fizer aquilo que

---

49 Ibidem. p. 324.
50 Ibidem, p. 325.
51 Ibidem, p. 327.
52 Murray, op. cit., p. 27.

o conselheiro bíblico lhe disser, você se sentirá melhor e será curado, tão somente pelo fato de ter tido um comportamento que passou a ser correto. O nome disso, inequivocamente, é behaviorismo, só que revestido com piedade cristã.

Por meio de uma argumentação lógica, Murray demonstra na prática como a argumentação de Adams não "fecha". Segundo Murray, o diagnóstico típico de Adams é: "Faça o bem e você se sentirá bem", "Arrependa-se da idolatria escondida em seu coração e você ficará curado". Agora, imagine que a depressão de alguém decorra, de fato, de um pecado cometido. Uma vez que o pecado tenha gerado depressão, esta irá naturalmente afetar o cérebro dessa pessoa, que terá elementos químicos vitais, como, por exemplo, a serotonina, afetados. Isso levará a pessoa, quimicamente, a uma espécie de "fundo do poço", tornando-a incapaz de realizar uma série de atos do cotidiano.

Além das dificuldades físicas, essa pessoa apresentará problemas com a mente e, dificilmente, conseguirá concatenar suas ideias e até mesmo pensar (observe quantas pessoas se suicidam nesse estado da depressão). Daí, imagine um conselheiro chegando a essa pessoa e lhe dizendo que ela tem de se sentir envergonhada e que basta arrepender-se de sua idolatria. É certo que não há sabedoria nesse tipo de abordagem, visto que a pessoa que está passando pelo "vale da sombra da morte" não é capaz de compreender e/ou processar corretamente o que esse conselheiro está dizendo. Ainda que a depressão tenha começado com um pecado, se agora afeta quimicamente o cérebro, dificilmente o depressivo saberá processar o conselho bíblico que lhe seja dado.

Por tal razão, a essa altura, o uso de medicamentos pode se tornar necessário, a fim de auxiliar o cérebro da pessoa a compreender o que lhe é dito. "Medicamentos podem fazer esse papel. Eles podem restaurar os elementos químicos e os circuitos necessários para ajudar uma pessoa a pensar. E, então, o arrependimento pode ter lugar."[53] Como nos lembra Murray, seria o mesmo que você, convidado a ir aconselhar alguém que tentou o suicídio, ao ver essa pessoa ensanguentada e ferida, em vez de levá-la ao hospital para ser cuidada e depois falar com ela sobre seu pecado, quisesse, de pronto, mostrar-lhe o pecado do suicídio e fazer com que confessasse algum ídolo do coração. Em primeiro lugar, devemos nos preocupar em restaurar a condição física, química e mental da pessoa para, somente depois, falarmos com essa pessoa, já com pleno domínio de suas faculdades mentais, sobre os pecados por ela cometidos.

Heath Lambert, autor de *The Biblical Counseling Movement after Adams* (O movimento de aconselhamento bíblico após Adams), traz-nos uma abordagem histórica do movimento de aconselhamento bíblico. Lambert apresenta a abordagem feita por George Shwab[54] em um artigo escrito para a *Christian Counseling and Educational Foundation* (CCEF) no qual demonstra como o pensamento de Adams se fundamentou nas próprias teorias da psicologia secular, e não em textos específicos da Escritura: "Em outras palavras, Schwab mostra que o problema – citado por Welsh – do entendimento de Adams

---

53 Murray, op. cit., p. 29.
54 Lambert, op. cit., p. 72.

do termo *carne* foi imposto por Adams sobre o texto bíblico e, de fato, derivou da influência de não crentes." Lambert também cita que Adams reivindica que a Bíblia é suficiente para o aconselhamento, e que todas as percepções psicológicas precisam passar pelo crivo das Escrituras. Ainda assim, algumas de suas ênfases e teorias "baseadas na Bíblia" se parecem muito com aquelas de seus predecessores seculares.[55]

Edward Welsh também é lembrado por Lambert nessa mesma obra Segundo Welsh, "com frequência, Adams tem sido acusado de se parecer muito com um behaviorista cristão" e que suas abordagens e modelos de aconselhamento bíblico se parecem demais com as "abordagens behaviorista e cognitiva-comportamental dos dias presentes".[56] Expressando sua preocupação com o movimento noutético, Murray também categoriza Adams como um behaviorista.[57]

Lambert, embora fruto da terceira geração do movimento de aconselhamento bíblico (na qual também se encontram Edward Welsh e Paul Tripp, dentre outros) tece algumas críticas à insensibilidade de Adams, as quais, diga-se de passagem, também são vistas em alguns dos que seguem Adams. Para Lambert, a abordagem de Adams se mostra dura, não bíblica e insensível; nela, o conselheiro se coloca acima do aconselhado e deve agir de modo a criticar e condenar seu aconselhado *a priori*, mesmo que não haja base para qualquer acusação de pecado.

---

55 Lambert, op. cit., p. 72.
56 Ibidem, p. 72.
57 Murray, op. cit., p. 31.

Eis as palavras de um dos discípulos de Adams, David Powlison: "Adams me disse que eu preciso ter compaixão, identificação e mutualidade... Ele me chamou ao equilíbrio, mas não me mostrou como". Em outras palavras, Powlison critica Adams por exortá-lo a aconselhar em amor, embora, na prática, seja duro e autoritário no aconselhamento.[58]

Poderíamos compreender as três gerações do movimento de aconselhamento bíblico resumidamente da seguinte maneira.

A primeira geração tem como sua principal referência Jay Adams. Nesta geração, encontra-se uma forte ênfase na confrontação de padrões de pecados observados no aconselhamento[59]. Não se atenta tanto para o sofrimento do aconselhado. Foca-se mais no pecado do que na angústia. O conselheiro olha para o aconselhado de cima para baixo, às vezes até mesmo de forma insensível e dura diante do sofrimento[60].

A segunda geração tem como sua principal liderança David Powlison. Esta geração não abandonou a necessidade de confrontação do pecado, mas passou a ver o aconselhado sob um prisma um pouco diferente, ou seja, como alguém que sofre e não apenas como um pecador[61]. O conselheiro olha para o aconselhado como um igual, de forma sensível ao sofrimento de quem é atendido. As principais críticas de Powlison e todos que o seguem na segunda geração a Adams é sobre sua insensibilidade no aconselhamento. Compreende-se que, mesmo

---

58 Lambert, op. cit., p. 90.
59 Lambert, op. cit., p. 49.
60 Ibidem, p. 54.
61 Ibidem, p. 49.

que o pecado exista como causa da enfermidade mental, que deve ser tratado com misericórdia, compaixão e amor. Firme, porém, sensível e amoroso.

A terceira geração, segundo Lambert, ainda está em formação. Consiste, provavelmente, de conselheiros como Paul Tripp e, talvez, Edward Welsh[62], chamados por Lambert de "sangue novo", às vezes dentro da segunda geração juntamente com Powlison, às vezes destacando-se desta. Nesta geração há uma tendência em unir a primeira e a segunda gerações. Tendência em serem gratos e reconhecerem o trabalho de todos envolvidos na primeira e segunda gerações, mas inclinados ao desenvolvimento de um diálogo possível entre a teologia bíblica e áreas das ciências humanas que lidam com o estudo da alma humana, especialmente das enfermidades mentais.

Parte disso pode ser vista no livro *Manual do conselheiro cristão*, escrito por Adams. "A autocompaixão é o estofo de que se compõem a depressão, o desespero, o homicídio, o suicídio e outros pecados... Quando o que alguém faz é fechar-se na melancolia da autocompaixão, está-se tornando um desgraçado".[63] Ou seja, para Adams, a depressão se encaixa em uma categoria na qual se encontram muitos pecados, inclusive o homicídio. Outro ponto é atribuir a todas as pessoas em depressão o pecado da autocompaixão. Quando Adams escreve que alguém assim "está se tornando um desgraçado", parece desconsiderar a possibilidade de a depressão

---

62 Ibidem, p. 44.
63 Jay E. Adams, *O manual do conselheiro cristão*. São José dos Campos: Fiel, 2000, p. 340.

ter recaído sobre a pessoa por vias endógenas, biológicas ou físico-químicas.

Curiosamente, no início de seu ministério, aparentemente Adams não tinha tal visão. Em seu primeiro livro, chega a defender o uso moderado da psicologia. Veja suas palavras:

> Eu não desejo desconsiderar a ciência; antes, eu a saúdo como uma adjunta útil com o propósito de ilustração, preenchendo generalizações com especificações, desafiando as interpretações humanas erradas das Escrituras e forçando o estudante a reestudar as Escrituras. No entanto, na área de psiquiatria, a ciência tem dado amplo caminho para uma filosofia humanista e para especulações grosseiras.[64]

"Em outras palavras, Adams acreditava que a psicologia poderia ser útil quando compreendida apropriadamente e aplicada corretamente", escreveu Lambert.[65] Com o passar dos anos, a literatura de Adams passou a evidenciar certo afastamento de sua percepção inicial. No entanto, discípulos de Adams (e também discípulos dos discípulos de Adams) permaneceram presos à visão inicial.

No entanto, o assim chamado "sangue novo"[66] consistiu de homens como Edward Welsh e Paul Tripp, embora o líder mais destacado desta geração tenha sido claramente David

---

64 Lambert, op. cit., p. 38.
65 Ibidem, p. 38.
66 Ibidem, p. 44.

Adams questionado

Powlison. Para que se compreenda melhor a diferença entre as gerações dentro do movimento de aconselhamento bíblico pós-Adams, Lambert assim descreve:

> O modelo que Jay Adams desenvolveu incluiu uma ênfase pesada na confrontação dos pecados observados no aconselhamento. Enquanto a segunda geração não abandonou a necessidade de confrontar o pecado, ela percebeu o avanço do movimento vendo o aconselhado com um outro nuance, tanto como um pecador quanto um sofredor.[67]

Estes desenvolvimentos posteriores à Adams, em que pese a enorme contribuição que este tenha oferecido ao importante ministério de aconselhamento, parecem expressar melhor o sentido de sensibilidade e cuidado com aquele que sofre.

---

[67] Lambert, op. cit., p. 49.

Capítulo 5

UMA PALAVRA AOS QUE SOFREM E ÀQUELES QUE OS AJUDAM

Um tratamento inteligente requer o exame atento de populações específicas: a depressão tem variações significativas entre crianças, idosos e cada um dos gêneros. Os dependentes químicos formam uma grande subcategoria própria. O suicídio, em suas muitas formas, é uma complicação da depressão. É fundamental entender como a depressão pode ser fatal.

Andrew Solomon[68]

É importante encerrarmos esta primeira parte lembrando que a Palavra de Deus não nos foi dada com o propósito de oferecer respostas a todos os sofrimentos e doenças pelos quais poderíamos vir a passar neste mundo. Portanto, quando sofremos ou ficamos enfermos, é importante nos lembrarmos de sua graça ao nos oferecer recursos que vão além daqueles apresentados em sua Palavra e que estão relacionados à nossa redenção.

---

68 Solomon, op. cit., p. 36.

DEPRESSÃO E GRAÇA

Esse é o caso da depressão. Embora a Bíblia não seja clara quanto a essa doença, apresenta-nos inúmeros casos de pessoas em sofrimento profundo ou tristeza excessiva. Esses casos são claros exemplos de como a graça de Deus se manifesta nos momentos de angústia humana. Então, embora a Bíblia não nos apresente um tratado sobre depressão, oferece-nos caminhos da graça de Deus sobre aqueles que sofrem, além de mostrar o modo como o próprio Deus abordou pessoas em depressão, ensinando-nos como abordá-las também. Além disso, a Bíblia nos mostra como a graça de Deus aconselhou essas pessoas a fim de que saibamos, em cada caso específico, como aconselhá-las também.

Graças a Deus, o Senhor tem permitido que se deposite em outras ciências do conhecimento humano aquilo que nos pode oferecer alguma ajuda. É importante que aqueles que auxiliam os que sofrem sejam encorajados a lidar com os depressivos, fugindo da ideia inicial de ser um demônio ou um pecado em sua vida. Com isso, não afasto a possibilidade de ser um pecado (ou um demônio); apenas defendo que não se deve partir, inicialmente, dessa premissa. Se fizermos isso, creio que iremos "prejudicar alguns do precioso povo de Deus em seus momentos de maior fraqueza".[69] Murray apresenta o seguinte quadro estatístico:

> Uma em cada cinco pessoas experimenta depressão, e uma em cada dez, uma crise de pânico em algum estágio da vida. Há uma estimativa de que 121 milhões de pessoas

---

[69] Murray, op. cit., p. 58.

em todo o mundo sofrem de depressão e de que 5,8% dos homens e 9,5% das mulheres experimentarão um episódio depressivo em algum ano. O suicídio, que é algumas vezes o resultado final da depressão, é a causa principal de mortes violentas em todo o mundo, contabilizando 49,1% de todas as mortes violentas, em comparação com 18,6% na guerra e 31,3% por homicídio.[70]

Nesse contexto, o que devemos ter em mente? Certamente, que um passo irresponsável de nossa parte no aconselhamento pode levar uma pessoa à morte. Não são poucos os casos de pessoas que se suicidam porque não se trataram, não tomaram os medicamentos prescritos, tão somente porque alguém lhes disse que ficariam bem se tão somente confiassem em Deus e confessassem seus pecados.

No final de 2015, durante uma semana de pregações na cidade de São Luís, Maranhão, fui convidado para falar em uma rádio de grande alcance naquele estado. Após eu falar por cinquenta minutos a respeito da depressão e da graça de Deus, o condutor do programa de rádio abriu o telefone para que os ouvintes ligassem e fizessem perguntas. Várias pessoas ligaram, mas uma delas me marcou profundamente. Era uma senhora, profundamente triste com a morte de sua mãe. Segundo ela, sua mãe se suicidara alguns meses antes fazendo uso de veneno. Relatou que sua mãe era uma senhora crente, temente a Deus, membro de uma Assembleia de Deus havia décadas. Uma pessoa serena, tranquila, cheia de fé e ativa nas

---

70 Murray, op. cit., p. 16.

coisas de Deus. De súbito, de acordo com sua filha, ela parou com tudo e não conseguia mais sair da cama. Seu apetite foi alterado, e seu humor, completamente afetado. Os "conselhos" que recebeu na igreja foram diversos, de demônio a pecado escondido. Com isso em mente, a mulher não se tratou, não foi ao médico, não buscou ajuda nem exames para compreender a razão de uma mudança tão repentina em sua disposição física e em seu humor. Foi em meio a essa situação que, de modo completamente absurdo e inimaginável, essa senhora decidiu tomar veneno e dar fim à própria vida.

Depois de me contar a história de sua mãe, a filha me perguntou se era demônio ou pecado ou, ainda, se era outra coisa. Eu lhe disse que era impossível lhe dar uma resposta sem ter conhecido sua mãe e sem que ela tenha feito alguns exames. No entanto, acrescentei que, muito provavelmente, ela estava realmente doente, que nada tinha de demônio ou pecado (ainda que todos nós tenhamos pecados, mas não a ponto de, do nada, nos levarem ao suicídio). Disse a ela que sua mãe, com quase toda certeza, passou por uma doença grave (depressão) e que, por não se ter tratado, foi capaz de dar fim à própria vida – algo bastante comum entre pessoas que passam por depressão e não se tratam.

Logo, de quem foi a culpa por esse suicídio? Dela? Somente dela? Também não teria uma parcela de culpa aquele que disse a ela que eram tolices de sua cabeça aqueles sentimentos depressivos? Também não teria uma parcela de culpa aquele que disse a ela que deveria confiar em Deus, em vez de se tratar?

Uma palavra aos que sofrem e àqueles que os ajudam

Percebe quão sério é isso? Casos assim não são raros. Pelo contrário, multiplicam-se cada vez com mais intensidade. Pessoas bem-intencionadas não se preocupam com um exame, não consideram uma ida ao neurologista, ao psiquiatra ou ao psicólogo. Acreditam que ir a esses profissionais significaria falta de fé. Com isso, tornam-se vulneráveis às consequências mais graves da depressão.

De acordo com o médico reumatologista Fábio Ikedo, o impacto da depressão na sociedade equivale "ao de uma pessoa com paralisia nas pernas ou cegueira". Além do sentimento de vazio interior, há uma dor real na alma e, muitas vezes, também no corpo dessas pessoas. Conforme a Organização Mundial de Saúde, o Banco Mundial e uma pesquisa realizada pela Universidade de Harvard, a depressão "é a doença que mais incapacita as pessoas com mais de cinco anos".[71]

Cientes disso, é importante termos bom senso e jamais neglicenciarmos a ida a um médico ou outro profissional da área para realizar exames e, se necessário for, buscar um tratamento que nos possa auxiliar na recuperação ou na cura da depressão.

---

71 Ikedo, op. cit., p. 3.

Parte 2

A DEPRESSÃO E A GRAÇA

Capítulo 6

A GRAÇA NA VIDA DE CAIM:
QUANDO TUDO DEPENDE DE VOCÊ

> *Por que te iraste? E por que está descaído o teu semblante?*
>
> (Gn 4.6)

O início da humanidade foi marcado por eventos muito tristes e também por uma verdadeira rebelião. Adão e Eva decidiram agir seguindo seu próprio coração e não deram atenção aos conselhos de Deus. Agiram com descaso. Não fizeram o que deveriam ter feito. Nesse momento, Deus os afasta de si mesmo. Eles morreram para Deus – morte espiritual e, por fim, física.

Adão e Eva tiveram filhos. E esses filhos, que deveriam nascer e viver a imagem e semelhança de Deus, glorificando-o e enchendo a terra com sua glória, nasceram com a natureza pecaminosa enchendo seus corações. Em outras palavras, nasceram a imagem e semelhança da natureza pecaminosa de seus pais. Com isso, ter filhos não significaria mais encher a terra com a glória de Deus, mas enchê-la de pecadores rebeldes, como os pais.

Caim e Abel nasceram "a imagem e semelhança de seus pais", no sentido de terem nascido em pecado. Quando, provavelmente, eram adolescentes, trouxeram ofertas ao Senhor, para louvá-lo e adorá-lo. No entanto, apenas Abel apresentou diante de Deus algo que o agradou. Caim fez de seu jeito, conforme seu coração quis.

Assim, o início da humanidade foi marcado por rebelião. Bastou que nossos primeiros pais se voltassem contra Deus para que todos nós, seus filhos, trilhássemos o mesmo caminho. É a rota da desatenção. A rota do descaso. Descaso com Deus, descaso com sua Palavra, descaso com seus conselhos, descaso com seu plano, descaso com nossa vida e descaso com o que será de nós na eternidade se continuarmos a jornada nesta terra da mesma maneira como estamos.

Essa foi a rota escolhida por Caim. Se ele tivesse dado ouvidos a Deus, certamente não teria feito o que fez, não teria matado seu irmão, e a história dessa família teria um final bem diferente daquele que estamos acostumados a ouvir. Caim foi o primeiro filho de Adão e Eva, e foi também o primeiro assassino.

A vida tem-se tornado cada vez mais descartável. Acostumamo-nos com o ódio e o assassinato. Muitos não sentem mais quando veem ou ouvem na televisão a respeito de alguém que morreu. Estamos tão habituados com o sangue dos filmes e seriados que, quando isso acontece na vida real, não nos sensibilizamos mais. A vida tornou-se banal. É claro que não posso colocar todo mundo nesse grupo. Alguns ainda se mostram sensíveis às atrocidades cometidas em nosso tempo e não se conformam com o nível de crueldade a que chegamos.

A graça na vida de Caim:
quando tudo depende de você

No entanto, é horrível assistirmos, na mídia em geral, a cenas de jovens que são decapitados ou cortados ao meio, seja por facções criminosas dentro de uma cadeia pública no Brasil, seja por extremistas islâmicos no Oriente Médio. Igualmente horrível é recebermos a notícia de que uma dentista em São José dos Campos-SP foi queimada viva por não ter mais do que cem reais para dar àqueles que a assaltavam. Não é menos assustador recebermos a notícia de que uma jovem, com o auxílio de seu namorado e o irmão dele, matou seus pais, roubou todo o dinheiro que havia na casa e ainda foi para um motel logo após o crime, mesmo sabendo que os genitores jaziam, ensanguentados, na cama em que antes dormiam.

O que se passa com o ser humano? Ou melhor, o que aconteceu com o ser humano? Foi assim que fomos criados? Na criação, teríamos sido dotados de tamanho nível de insensibilidade e descaso? Ou algo deu errado no meio do caminho?

O descaso de Caim

A Sagrada Escritura, logo no início, nos conta sobre uma família – em verdade, a primeira que existiu – que vivenciou a maior tragédia pela qual uma família pode passar. Motivado por inveja e ódio, o irmão mais velho matou o irmão mais novo, mesmo tendo recebido conselhos do próprio Deus para não cometer tamanho impropério.

Em Caim, vemos que o descaso pela vida alheia já estava no coração humano. Não vemos isso em Adão, Eva ou Abel. Não vemos isso em Sete, outro filho que os pais de Caim tiveram após o primeiro assassinato da história. Mas, em Caim, a rebeldia estava lá. Por quê? A razão, obviamente, foi o distanciamento de Deus. A partir do momento em que o primeiro pecado aconteceu (na vida da mãe de Caim), o pecado passou para todos os seres humanos. Adão e Eva representavam todos nós. E, ainda que não tivessem pecado, certamente qualquer um de nós o teria feito. Infelizmente, é isso que o ser humano faz desde a mais tenra idade. Nossa vida não é feita de desejos pela santidade, mas de concessão diária ao que é oposto à santidade. É por isso que se ensina em livros de doutrina sobre a *natureza pecaminosa* que está presente no ser humano.

Caim, cheio de ira em seu coração, planejou matar o próprio irmão. No entanto, o mais importante não foi a ira, mas o descaso. Foi tal sentimento que levou Caim a matar Abel. Se ele tivesse dado ouvidos a Deus, certamente não teria feito o que fez.

Caim foi o primeiro filho de Adão e Eva. Caim e seu irmão, Abel, receberam a Lei de Deus em seus corações (Rm 2.14-16). Por isso tiveram consciência de oferecer sacrifícios a Deus. Deus já havia falado à mãe de ambos (Eva) sobre a vinda daquele que destruiria as obras do diabo. Deus já havia falado que Jesus, o descendente de Eva (Gn 3.15),[72] viria.

Enfim, ambos vão para o campo e, na volta, trazem suas ofertas. A de Abel agradou ao Senhor, pois era exatamente como Deus esperava: um inocente animal pagando pela culpa

---

72 Obviamente, Eva não recebeu as informações sobre Jesus com o detalhamento de que dispomos hoje e que os próprios cidadãos do Antigo Testamento tinham à medida que a Revelação era dada.

A graça na vida de Caim: quando tudo depende de você

de Abel (pela fé de que, um dia, Deus mandaria seu próprio cordeiro, inocente – Jesus – para pagar pelos culpados). A de Caim, porém, não agradou a Deus, pois não era como ele havia posto em seus corações que deveria ser.

Caim fez do próprio jeito, e não do jeito que Deus esperava. Caim agiu com desdém para com Deus, mesmo sabendo de sua vontade, mesmo Deus tendo falado com ele sobre como deveria proceder. Não houve derramamento de sangue. Não foi das primícias de seu trabalho. Caim tratou o Senhor e sua Lei com desdenho e desprezo. Caim fez do seu jeito, trazendo ao Senhor o que ele queria, e não o que Deus queria. Por conta disso, Deus se agradou de Abel, e não de Caim. Em consequência, Caim se irritou, sentindo inveja do irmão e ira em seu coração. Daí veio o sofrimento – e, junto com o sofrimento, talvez também a depressão. Observe que a Sagrada Escritura nos diz que "descaiu o semblante" de Caim (Gn 4.6). Tal expressão aponta para alguém que não andava da mesma forma que antes. Havia tristeza em seu rosto, que, agora, andava abatido. Caim não andava mais como antes. Ele andava triste, muito triste. Foi então que começaram a surgir pensamentos de morte em sua cabeça. Deus viu isso e veio conversar com Caim:

> Então, disse-lhe o SENHOR: Por que andas irado, e por que descaiu o teu semblante? Se procederes bem, não é certo que serás aceito? Se, todavia, procederes mal, eis que o pecado jaz à porta; o seu desejo será contra ti, mas a ti cumpre dominá-lo. (Gn 4.6-7)

Deus desejou trazer luz à razão de Caim. Deus o aconselhou, mas ele não ouviu. Deus disse a ele o que fazer para que, naquela hora, seu temperamento não o levasse à sua própria destruição. Mas ele não quis ouvir. E, embora Deus se tenha mostrado bondoso e terno, o coração de Caim – a exemplo do nosso – estava mais disposto a seguir seus impulsos do que os conselhos do Altíssimo. A pergunta que Deus fez sobre a tristeza de Caim (semblante descaído) revela certa preocupação do Senhor com nossa alegria. Ele não deseja que estejamos com o semblante assim.[73] Mas Caim estava tão irado que, ao ser questionado por Deus, não quis responder ou discutir o assunto, preferindo trilhar a rota da desatenção, a rota do descaso por Deus e sua Palavra, a rota da rebelião.

Lições que a ira nos traz

A ira de Caim nos mostra como era sua intenção resolver aquele problema à sua própria maneira. Nada de se submeter a Deus. A ira destruiu sua capacidade emocional de pensar naquela situação.

Sempre é um grande erro atribuir a culpa por explosões emocionais ou até mesmo por assassinatos ao temperamento do indivíduo. Diante da ira pecaminosa, sempre devemos reconhecê-la como um pecado. Devemos sempre confessá-la a Deus e abandonar os desejos que ela coloca em nossa carne. Devemos sempre submeter-nos a Deus.[74]

---

73 Matthew Henry, *Matthew Henry's Commentary on the Whole Bible: Complete and Unabridged in One Volume*. Peabody: Hendrickson, 1994, Gn 4:6-7.
74 Lawrence Richards, Lawrence O. *The Bible Reader's Companion*. Wheaton: Victor Books, 1991, p. 28.

A graça na vida de Caim:
quando tudo depende de você

Quanto a Caim, apesar de o próprio Deus ter vindo a ele para aconselhá-lo, nada adiantou. Caim trilhou, como seus pais haviam feito, anos atrás, a rota da desatenção, do descaso. Caim não ligou para o que Deus dissera a ele. Ele foi e fez o que estava em seu coração, matando seu irmão. Descaso por Deus, descaso por sua Palavra, descaso por seus conselhos.

A palavra hebraica usada para descrever o "descair" é נָפַל (naphal), cujo significado realmente está relacionado a algo que "caiu" ou "abateu". Já na versão aramaica (siríaca), a palavra usada para retratar o sentimento de Caim está relacionada ao colapso em que alguém entra por causas externas. Não se trata, contudo, de algo em que desejamos entrar. Ninguém sonha com o colapso. A tristeza, desde o início da história da revelação, é acidental. Podemos descrevê-la tranquilamente como a ausência de alegria, para a qual Deus criou o ser humano. Deus nos criou para a alegria; na ausência desta, tem lugar a tristeza. O semblante de Caim descaiu pelo fato de ele não estar desfrutando de alegria em Deus. É sempre quando falta a presença de Deus que o coração triste busca satisfação e alegria no pecado.

A ira de Caim nos ensina que, sem Deus, nosso coração buscará satisfação em outros lugares – inclusive matando pessoas. No coração caído, há uma espécie macabra de prazer no sangue alheio, seja no esporte violento, seja na vingança com as próprias mãos, seja nos filmes ou seriados violentos. Estamos acostumados a apreciar a morte. Vivemos em meio a uma cultura de morte. Embora ela seja desesperadora quando nos assalta em nossa casa, não nos parece tão feia quando ocorre na vizinhança.

Conselhos que mudam a vida

Pense no conselho de Deus para Caim. Deus o viu! Deus viu sua tristeza, Deus se preocupou com Caim e foi falar com ele. Deus demonstrou todo o interesse do mundo! Deus explica que a tristeza de Caim resultava de ele não ter feito sua vontade. Se Caim tivesse apresentado a Deus um sacrifício como requerido, tudo ficaria bem! Mas Caim quis fazer do jeito dele, quis fazer a própria vontade, e não a de Deus. Foi aí que ele errou. Deus o alertou – se você fizer tudo como lhe ensinei, será feliz! Muito feliz! Mas, se não fizer, a consequência natural será essa tristeza profunda (depressão), que faz com que seu semblante descaia.

Conselhos sempre mudam vidas. Obviamente, bons conselhos. Maus conselhos terminam de empurrar o já abatido para o fundo do poço. No entanto, bons conselhos, sobretudo aqueles que vêm de Deus, são capazes de mudar para sempre a história de uma vida. Caim não os ouviu, e essa foi a razão para sua triste trajetória. Seu início e seu fim foram terríveis, obviamente pelo fato de ele não ter dado ouvidos aos conselhos de Deus. Se há algo que podemos aprender com o exemplo trágico de Caim é que devemos ouvir todo conselho do Senhor para nossas vidas.

> O conselho do SENHOR dura para sempre; os desígnios do seu coração, por todas as gerações. (Sl 33.11)

Assim serve para nós o conselho do Senhor também. Por conselho do Senhor, entenda-se Bíblia Sagrada. Ela toda é o

A graça na vida de Caim:
quando tudo depende de você

conselho do Senhor. Ela contém muitos conselhos para nós. Sábios são aqueles que dão ouvidos à sua voz. Todavia, como nem todos dão ouvidos a seus conselhos, muitos acabam por sofrer com as consequências de suas próprias decisões impensadas e rebeldes.

A decisão de Caim foi rebelde. Mesmo o Senhor lhe dizendo o que fazer, ele preferiu seguir por outro caminho. E nem ele nem você podem dizer que o conselho de Deus é algo impossível de se seguir. Se o Senhor afirmou o que devemos fazer, é sinal de que podemos fazer, pelo menos de um modo que agrade a ele. Se Deus nos orienta a fazer, esse é um sinal de que exista graça de sua parte para cumprirmos o que se espera de nós de modo satisfatório, ainda que pequeno.

Experimente ouvir os conselhos do Senhor. Em uma situação de ira, busque os conselhos do Senhor. Não faça o que está em seu coração. Nunca siga seu coração! Eu sei que, em nosso tempo, muitos afirmam o exato oposto disso. Mas estes não sabem exatamente do que estão falando. Não conhecem realmente do que é capaz seu coração. Não são capazes de entender o fim ao qual os impulsos enganosos de seus próprios corações os levarão. Veja mais este conselho:

> Enganoso é o coração, mais do que todas as coisas, e desesperadamente corrupto; quem o conhecerá? Eu, o SENHOR, esquadrinho o coração, eu provo os pensamentos; e isso para dar a cada um segundo o seu proceder, segundo o fruto das suas ações. (Jr 17.9-10)

Esse é o seu e o meu coração, um amigo desesperadamente corrupto. Você confia em corruptos? Então, não confie em seu coração. Desconfie! Entre o que ele diz e o que Deus diz, fique com o conselho do Senhor.

A eterna luta

Caim não ouviu o conselho de Deus. Preferiu agir rápido, segundo as inclinações de sua própria carne. Ao agir assim, decidiu não lutar contra a própria carne. Até mesmo nessa situação, a carne de Caim queria dar-lhe nada mais do que satisfação. Matar seu irmão seria um "descarrego" para sua alma. Resolveria o problema. Como seu problema existia por causa de Abel, ao matá-lo, tudo ficaria em paz – ou em aparente paz.

Deus avisa a Caim, mas ele não dá ouvidos a Deus. E Deus compara o pecado no coração de Caim a uma serpente que está pronta para dar o bote. É essa a interpretação mais correta do sentido das palavras "o pecado jaz à porta" na língua original (hebraico). Essa é a eterna luta entre os bons e os maus desejos. E, como corretamente afirmou Allen Ross, "qualquer um cheio de ira e inveja é uma presa fácil para o maligno".[75] Talvez exista uma alusão ao que acontecera com seus pais no passado. E Deus deixa claro: contra o pecado, nós é que temos de dominar a situação! O desejo do pecado é nos dominar, e nosso dever é dominá-lo. E, em Cristo, nessa briga, já somos mais do que vencedores.

Não lute sozinho contra os impulsos de sua carne e de seu coração. Se você fizer isso, sem dúvida terminará com o mesmo semblante descaído. As pessoas verão sua face abatida e

---

75 Allen P. Ross apud Zuck & Walvoord, op. cit., Gn 4:6-7.

se preocuparão com você. Você ouvirá de amigos e médicos que deve tomar antidepressivos ou ansiolíticos. Ouvirá que os remédios melhorarão seu ânimo. Sim, pois não tenho dúvidas de que os remédios o deixarão "para cima". O problema é que não resolverão seu problema em médio ou longo prazo. Trata-se apenas de uma distração do real problema que está em seu coração. Eles apenas o deixarão em pleno uso de suas faculdades mentais para que se volte às Escrituras e para os conselhos ali contidos, a fim de que seu coração seja restaurado.

O remédio é um dom de Deus que nos é dado via graça comum. Nunca despreze os medicamentos. Mas, igualmente, não despreze os Conselhos de Deus. Em muitas situações de depressão, o semblante descaído não será curado com remédios, mas dando ouvidos aos conselhos de Deus.

Conselhos que Caim não ouviu

O que aprendemos aqui? Aprendemos que Deus nos orienta sobre a forma como devemos viver. Aprendemos que Deus nos avisa dos perigos da vida. Aprendemos que, se não dermos ouvidos à voz de Deus (Bíblia), seremos tragados pelo desejo do pecado em nós, e isso nos trará muita tristeza. Se não dominarmos o pecado, correremos o risco de ter também nosso semblante descaído. Se deixarmos que o pecado nos domine, seremos sérios candidatos à depressão. Aprendemos também que a depressão causada pela falta de ouvir os conselhos de Deus sempre começa com algo muito pequeno. Analisando quão pequeno é o início do pecado em nós, atente para estas palavras da Epístola de Tiago:

> Então, a cobiça, depois de haver concebido, dá à luz o pecado; e o pecado, uma vez consumado, gera a morte.
> (Tg 1.15)

Nesse trecho citado, o Senhor nos ensina que o pecado sempre nasce de forma aparentemente pequena. Todavia, não permanece pequeno; ele cresce em nós, conduzindo-nos sempre a algo internamente destruidor. Foi assim com Caim. Conforme assinala Wiersbe, na vida de Caim "vemos desapontamento, ira, ciúmes e, finalmente, assassinato. A ira em seu coração o conduziu a um assassinato com as mãos".[76]

Não subestime seu coração, pois você e eu não somos diferentes de Caim. Somos da mesma substância, capazes do mesmo horror. Se ainda não fizemos algo semelhante, isso só se deu pelo fato de a graça de Deus nos ter freado até aqui. Com o coração corrupto que temos, somos capazes de realizar atos tão cruéis quanto os piores já cometidos na história da humanidade. Damos graças a Deus pelos freios impostos pelo Espírito do Senhor sobre a nossa vida.

Cuidado com os desejos de seu coração

Como já dito, tome cuidado com os desejos de seu coração. O caso de Caim é um dos poucos (e tristes) em que a depressão aparentemente não acabou. Terminou de forma trágica. Sem dúvida, aquela tristeza narrada no Capítulo 4 de Gênesis teve um aparente fim sensorial com o assassinato, mas não tirou do coração de Caim a raiz do problema,

---
76 Wiersbe, op. cit., Gn 4:6-8.

ou seja, o fato de Deus não se ter agradado com a oferta de Caim. Assim, o problema de Caim não era Abel, mas Deus. Da mesma forma, isso acontece conosco também. Muitas vezes, nosso real problema não é a falta de um cônjuge, de dinheiro, de trabalho ou de silêncio para trabalhar ou estudar. Ou seja, nosso problema real não é o que gostaríamos de ter – e não temos. Nosso problema essencial é a falta de Deus em nosso coração, a falta de temor a Deus. O homem que teme a Deus e está disposto a obedecer a ele mesmo em situações de pressão e dificuldade encontra uma paz que excede todo entendimento. É um homem que descansa em paz, mesmo nas piores situações da vida.

Considere o exemplo de Caim. Aprenda com o que o Espírito Santo de Deus quer nos ensinar nessa passagem de sua Palavra. Sempre que o Senhor aconselhar você, sempre que o Espírito de Deus o incomodar quanto a um pecado, ouça-o e fuja o mais rápido possível. Não agir assim é agir contra a própria alma, é plantar a semente de sua própria depressão.

Por isso, lute até o fim! A vitória já é sua, por meio de Jesus! A guerra já está ganha, embora as batalhas dessa guerra ainda estejam se desenrolando. Você pode perder algumas batalhas dessa guerra ou não! Você lutará? Que Deus o ajude! Mantenha-se de pé! Sua coroa já está preparada.

Reflita

Aqui está alguém que foi aconselhado pelo próprio Deus e que, mesmo assim, agiu segundo o próprio coração. Para você, é correto tomarmos decisões com base em nosso próprio coração? Caso fique em dúvida, consulte Jeremias 17.9 antes de responder.

_____
_____
_____
_____

Quando Caim passou por um momento de grande tristeza, pensou que seguir seu coração, matando o próprio irmão, fosse a melhor solução. Quando Deus veio para aconselhá-lo, qual foi o conselho dado?

_____
_____
_____
_____

Que lição preciosa aprendemos com essa trágica história de Caim?

_____
_____
_____
_____

Capítulo 7

A GRAÇA NA VIDA DE JÓ:
QUANDO PERDEMOS ALGO QUE NOS É PRECIOSO

*Nu saí do ventre de minha mãe e nu voltarei; o Senhor o deu
e o Senhor o tomou; bendito seja o nome do Senhor!*
(Jó 1.21)

Todos nós já perdemos algo que nos é precioso. Perdas nos destroem por dentro, tal como uma explosão que, além da destruição, deixa cheiro de pólvora ou gás pelo ar. Assim fica nosso interior quando perdemos alguém a quem muito amamos.

Talvez você nunca tenha passado pela experiência de perder algo ou alguém que lhe seja muito precioso. No entanto, sabe que um dia acabará passando por uma perda irreparável. No entanto, não fomos feitos para perder. Deus não nos criou para nos despedirmos para sempre daqueles a quem muito amamos. Nem mesmo nos trouxe à existência com o objetivo de vivermos debaixo de aflições trazidas pelas angústias que uma mudança dramática na vida nos traz. O problema não está no ato criador, muito menos na própria criação. O problema está em nosso coração, no qual residem atitudes e pensamentos que nos levam cada dia mais para longe de Deus.

Nas palavras de Jó – o homem mais reto e temente a Deus de seu tempo –, ninguém vem à existência trazendo consigo suas posses. A palavra "nu" em hebraico (עָרוֹם - arom) também pode ser traduzida por "sem nenhuma posse".[77] Jó tinha consciência de que, quando adentramos na realidade deste mundo, nada portamos e, igualmente, nada levamos ao deixá-lo. Alguém consciente disso sabe que nada neste mundo durará para sempre. Um dia perderemos, ou seremos a pessoa que alguém perdeu.

Algo especial que é dito nessa pequena porém sábia afirmação de Jó é que tudo o que recebemos neste mundo vem de Deus, principalmente quando esse "tudo" está relacionado àquilo que Jó perdeu, ou seja, filhos, saúde, trabalho, dinheiro, posses, terras etc. Tudo isso vinha e continua a vir das mãos bondosas de Deus, que é bendito para todo o sempre.

O problema (difícil) é nos lembrarmos disso no momento da perda, no exato instante em que algo sobre o que colocamos nossas expectativas acaba. É em horas assim que mais precisamos nos lembrar das simples porém poderosas palavras de Jó: "Nu saí do ventre de minha mãe e nu voltarei; o Senhor o deu e o Senhor o tomou; bendito seja o nome do Senhor!".

---

[77] BDB 736.1, Brown, Francis, Samuel Rolles Driver e Charles Augustus Briggs, *Enhanced Brown-Driver-Briggs Hebrew and English Lexicon*. Oak Harbor, WA: Logos Research Systems, 2000.

A graça na vida de Jó:
quando perdemos algo que nos é precioso

Deus me deu para depois tirar?

Há alguns anos, eu soube de um casal que não podia ter filhos e que pedia a Deus por um milagre. Apesar da impossibilidade física, esse casal não desanimou. Passado algum tempo, pela bondade de Deus, aquela jovem esposa engravidou. Imagine a festa! Imagine a alegria na família, na igreja, que testemunho do poder de Deus! A criança nasceu linda e perfeita, sendo tratada com muito carinho pelos pais e amigos.

Dois anos depois, quando tudo parecia ir muito bem, a criança adoeceu gravemente. Por causa disso, a rotina da família passou a incluir remédios caros, várias internações, médicos e incontáveis orações. Infelizmente, com pouco mais de dois anos, a criança, tão aguardada por todos, faleceu.

Esse casal tinha tudo para entrar em depressão. Até o pastor, que daria uma palavra no funeral, não soube o que dizer e ficou "sem jeito", segundo suas próprias palavras. Foi então que, naquele funeral, num momento em que ninguém esperava, o pai da criança pediu a palavra. Toda a atenção se voltou para ele, que disse:

> Eu gostaria, nestes últimos minutos na presença do corpo de nosso anjinho, de dizer para vocês quanto somos, minha esposa e eu, gratos a Deus pela honra e o privilégio que ele nos deu de cuidarmos, por dois anos, de nosso filho. Ele foi uma bênção que Deus nos deu, um precioso presente. Não há palavras para agradecer pelo bem que Deus nos fez. Todavia, entendemos que o mesmo bondoso Deus que nos deu esse

anjinho foi quem o levou embora para junto de si. "O Senhor o deu e o Senhor o tomou; bendito seja o nome do Senhor."

Lágrimas encheram os olhos de todos ali. A graça de Deus, por meio das palavras daquele pai, encheu um lugar de morte com aroma de vida, como se o próprio Criador da vida estivesse ali.

Hoje, muitas pessoas estão em depressão por causa de terríveis e irreparáveis perdas. Pessoas que perdem um familiar e sentem como se lhes tivessem arrancado um pedaço de seus próprios corpos, pessoas que perdem um emprego e não sabem mais o que fazer da vida. Pessoas que perdem o namorado e não desejam mais comer, trabalhar, estudar. Pessoas que são assaltadas, que levaram anos para mobiliar a casa e ter um pouco de conforto, mas, de repente, bandidos levam tudo embora; pessoas que perderam a saúde, ou uma parte do corpo, ou ainda sua mobilidade por conta de um acidente de trânsito que as deixou paraplégicas ou tetraplégicas. Quando perdemos algo que nos é precioso, nosso coração se aflige a ponto de entrarmos em grande tristeza.

Você e eu conhecemos muitas pessoas que atravessaram situações desse tipo ou semelhantes. O que fazemos ou falamos a essas pessoas? E se nós mesmos passarmos por tal situação? O que faremos?

Quando todos os meus filhos morrem – em um único dia

Sabemos, pela Sagrada Escritura, de um caso parecido com o do casal mencionado no início deste capítulo. Essa história pode ser encontrada no Antigo Testamento.

A graça na vida de Jó:
quando perdemos algo que nos é precioso

Agora, o pai é Jó. E Jó não perdeu apenas um, mas dez filhos! Sete filhos e três filhas. Jó também amava seus dez filhos e se preocupava dia e noite (e também de madrugada – Jó 1.5) com eles.

O verso 5 do primeiro capítulo revela a preocupação de Jó com a santidade de seus filhos. Jó era alguém que tinha uma preocupação espiritual com a vida de seus filhos e orava constantemente por eles. Esses filhos e filhas cresceram vendo a piedade de seu pai.[78]

Jó tinha uma bela família, boa saúde e muitas posses. Além de tudo, "era homem íntegro e justo" (Jó 1.1). Em Jó 1.8, Deus diz: "Não há ninguém na terra como ele, irrepreensível, íntegro, homem que teme a Deus e evita o mal". Poucas vezes Deus fala coisas assim sobre um homem na Bíblia. Não existe testemunho mais perfeito do que aquele que vem do próprio Deus. E o Senhor é quem dá esse título tão nobre a Jó. Segundo o intérprete Roy Zuck, Deus "se referiu a Jó como um exemplo supremo de piedade". Nesse exemplo, fica claro que Satanás, apesar de ter domínio sobre grande parte do mundo, não pôde dominar Jó.[79]

Jó era um homem sobre o qual ninguém podia dizer nada. Era alguém irrepreensível aos olhos de seus contemporâneos, além de ser uma pessoa claramente temente a Deus. Jó fugia de todo o pecado e do mal.[80] E foi esse homem que, em menos

---

78 Warren Wiersbe, *Wiersbe's Expository Outlines on the Old Testament*. Wheaton: Victor Books, 1993, Jó 1:1-5.
79 Roy B. Zuck (ed.). Job. *The Bible Knowledge Commentary: An Exposition of the Scriptures*. Wheaton: Victor Books, 1985, Jó 1:6-8.
80 James E. Smith, *The Wisdom Literature and Psalms: Old Testament Survey Series*.

de vinte e quatro horas, perdeu tudo. Os dez filhos morreram quando um vento derrubou a casa em que estavam. Jó perdeu tudo: todos os bens, posses, animais e funcionários que possuía. Até sua saúde foi afetada. Tumores abertos, cheios de pus, cobriam seu corpo, com insetos zanzando por eles (Jó 2.7). Jó quebrou uma louça e, com um de seus cacos, sentou-se para se raspar, desejando um pouco de alívio em meio a tanta dor.

A mulher de Jó

Jó perdeu tudo o que lhe era precioso, menos a esposa. Talvez você ria ou faça brincadeiras aqui. Talvez você já tenha ouvido alguém brincar com isso. Contudo, quando a mulher de Jó o incentivou a blasfemar contra Deus, a murmurar diante daquele quadro terrível pelo qual passavam, Jó fez questão de lhe mostrar quem ela era e no que poderia tornar-se.

Jó não a chama de louca, como muitos dizem. Antes, Jó diz: "Como fala qualquer doida, falas tu..." (Jó 2:10). Ou seja, você está falando como uma doida, semelhante a uma doida, mostrando-lhe que ela não era assim. Mesmo naquela situação, Jó a respeitava.

A mulher de Jó, cujo nome não conhecemos, estava com seu coração completamente despedaçado. Ela não é diferente de muitos de nós, que, quando perdemos algo precioso, também fazemos questionamentos. E, quando não encontramos respostas às nossas perguntas, reclamamos até mesmo de Deus, que, supostamente, não nos acudiu nos momentos necessários.

Joplin: College Press Pub. Co., 1996, Jó 1:6-12.

A graça na vida de Jó: quando perdemos algo que nos é precioso

Como você acha que estava o coração da mulher de Jó naquela hora? Ela viu o marido perdendo tudo: o emprego, todos os bens que possuía, toda a fonte de renda e de provisão – em um único dia! Se o coração dela estava nesses bens, e não em Deus, significa que ali acabou sua fé. Além disso, ela havia perdido seus dez filhos, filhos que ela gerou, alimentou, criou e dos quais cuidou. E tudo de uma hora para a outra. Tente imaginar o coração dessa mulher e sua tristeza. E não imagine que o coração de Jó estava feliz, pois certamente não estava.[81]

É nessa ocasião que a Bíblia nos revela algumas das palavras mais lindas de Jó: "Se recebemos de Deus as coisas boas, por que não vamos aceitar também as desgraças?". Assim, apesar de tudo, Jó não pecou nem disse uma só palavra contra Deus. Ele entendeu que Deus é soberano. E nunca se esqueceu de que o soberano é bom. Jó conheceu a dor profunda, o vale da aflição, o desejo da morte, a perda de coisas preciosas demais para ele. Ele foi alguém que passou por profunda tristeza.

A graça que sustenta em meio ao sofrimento

Mas onde vemos a graça de Deus na vida de Jó? Qual é o caminho para sobrevivermos em meio a tanta tristeza e dor? Repare que, tanto na história de Jó quanto na daquele casal, duas certezas estão presentes em seus corações: Deus está no controle e Deus é bom!

Aqui, poderíamos abrir parênteses e entrar em um viés da teologia contemporânea conhecido como teísmo aberto ou

---

[81] Ibid., Jó 2:7-13.

teologia relacional. De modo bastante simples, permita-me apresentar-lhe um resumo do que diz essa perspectiva teológica[82].

Deus não sabe o futuro. É isso mesmo. Segundo os pressupostos dessa perspectiva, Deus não conhece todo o futuro das pessoas, pois escolheu relacionar-se de maneira amorosa com elas. Então, para que essa relação tenha coerência, segundo essa teologia, é necessário que Deus dê total livre-arbítrio às suas criaturas; e, para que esse livre-arbítrio seja autêntico e suas criaturas possam agir livremente, é necessário que Deus não saiba o que acontecerá, pois, se soubesse e não agisse em favor dos seus, isso revelaria que ou não é todo-poderoso ou não é bom. Por exemplo, caso Deus soubesse que, ao fechar este livro, você entraria em seu carro e sofreria um acidente no qual se machucaria gravemente, e não fizesse nada, você só tem duas saídas: ou Deus não é bom, e justamente por isso deixou você se arrebentar, ou não é todo-poderoso e, por isso, não pôde intervir.

Para resolver esse problema (que, na verdade, é de Deus), a teologia relacional afirma que Deus não sabia que o acidente iria acontecer e, por isso, não interveio. Deus é bom e é amor, e eles falam muito sobre isso. E parecem até mesmo ser evangélicos naquilo que afirmam, mas deixam de afirmar a soberania absoluta de Deus sobre todas as coisas e, com isso, tentam resolver o problema do mal, como se pudesse ser resolvido com a lógica humana. Desse modo, os teístas abertos e os teólogos

---

[82] Algumas excelentes obras que refutam a ideia da Teologia Relacional (ou, Teísmo Aberto) são: *Eu não sei mais em quem tenho crido*, organizado por Douglas Wilson e publicado pela Editora Cultura Cristã, *Teísmo aberto*, escrito por Bruce Ware e publicado pelas Edições Vida Nova, e *Teísmo aberto* (mesmo título da obra anteriormente citada), escrito por John Piper, Justin Taylor e Paul Helseth e publicado pela Editor Vida.

relacionais conseguem explicar por que acontecem tsunamis e tantos outros desastres naturais. A culpa sempre será do homem, dos governos ou das contingências. E, com isso, tentam tirar uma suposta culpa de Deus.

Não somos advogados de Deus! Nossa tarefa não é ficar defendendo ou advogando em favor de nosso Deus. Precisamos apenas crer que ele é soberano e bom. Não podemos simplesmente entender a bondade e a soberania de Deus, mas devemos crer nelas a ponto de dizer: "É o Senhor quem dá, e é o Senhor quem tira, bendito seja o nome do Senhor; ele cuidará de nossa alma, cuidará de nossa família".

Na dor, aquiete-se: questionamentos só aumentam o sofrimento

Crer e confessar tais coisas produzem uma paz que excede todo o entendimento em nós. Ficar levantando questionamentos não traz paz ao coração. Jó só foi curado quando deixou de questionar (Jó 38) e passou a orar por seus amigos.

"Por que, Senhor, perdi meu emprego? Por que fiquei enfermo? Por que fui assaltado? Por que meu filho morreu, logo após ter terminado a faculdade, com um futuro tão promissor pela frente?" Enquanto ficarmos questionando, nunca entenderemos aquilo de que precisamos, muito menos encontraremos o conforto que poderíamos ter se simplesmente disséssemos: "O Senhor deu, o Senhor levou; bendito seja o nome do Senhor". "O momento da perda não é o momento de falarmos, mas de calarmos" (Jó 40.3-5). E é no silêncio que aprendemos muita coisa, além do descanso e da paz de que necessitamos.

Nessa passagem, Jó e nós aprendemos algumas lições. Aprendemos que a atitude de questionar é típica do homem, que acha que pode ter o controle e a ciência de tudo o que acontece no mundo. Nem sempre obteremos respostas a tudo. Exigi-las apenas revela nosso coração indisposto para descansar na bondade e no poder de Deus. Aprendemos sobre nossa insignificância – "sou indigno; que te responderia eu?". Insignificância no que diz respeito à nossa capacidade de compreender os desígnios de Deus para com nossas vidas. Somos pequenos, incapazes de entender tudo o que se passa na mente de Deus. E, quando esses pensamentos têm a ver conosco, também haverá eventos que não compreenderemos. Jamais alcançaremos respostas para tudo o que ele faz em nossa vida. Por isso, devemos descansar na certeza de que tudo coopera para o bem daqueles que amam a Deus. Se você o ama, descanse! Não há outra opção para você ou para mim.[83]

A certeza de que Deus é soberano, e que controla todas as coisas para sua própria glória e para o bem daqueles que o amam (Rm 8.28), é uma parte da convicção que deve estar presente em nossos corações. A outra parte é que esse Deus soberano também é bom. Como é bom, nunca nos abandona. Isso não significa que não teremos aflições neste mundo. Ao contrário. Mas significa que, nas aflições, sua bondade e seu poder nos sustentarão.

Não entendemos a forma de Deus agir. Principalmente quando perdemos algo que nos é tão precioso. Nossa impressão é que Deus "não sabia", "não pôde fazer nada" etc. O fato é que nenhum pardal cai em terra sem o consentimento de Deus

---

[83] Zuck, op. cit., Jó 40:3-5.

A graça na vida de Jó: quando perdemos algo que nos é precioso

(Mt 10.29). Cremos, nas horas mais difíceis, que Deus está no controle e que é bondoso nos ajudará a darmos glória a Deus por tudo, como Jó e aquele casal do início do capítulo fizeram. Talvez você não consiga dar glória no momento mais forte da dor, mas a certeza dessas verdades sobre Deus lhe dará a paz de que, um dia, ainda que seja no céu, você lhe dará glória por tudo.

Deus quer sustentar você! Se você depositar sua fé nele, jamais se sentirá sozinho. Deus o ajudará! Você encontrará um caminho de força e de graça para passar pela aflição e pela depressão. Assim como Jó e aquele casal encontraram.

Reflita

Quando lemos a história de Jó, conhecemos um homem muito abençoado por Deus. O Senhor deu a ele muitas coisas, mesmo antes de toda a tragédia invadir sua vida. Agora, pensando em você, quais são as coisas mais especiais que Deus tem feito em sua vida? Pense um pouco e escreva a seguir:

_____
_____
_____
_____
_____
_____
_____
_____

DEPRESSÃO E GRAÇA

Você consegue imaginar se o Senhor não lhe tivesse dado nada disso, como seria? Ou se tirasse de você essas bênçãos pelas quais você orou e que tanta alegria lhe trouxeram, o que você diria ao Senhor?

_____
_____
_____
_____
_____
_____
_____

Uma vez que não somos capazes de entender o agir de Deus, quais são os dois atributos que farão com que nossos corações tenham paz em meio às aflições e perdas?

_____

Capítulo 8

A GRAÇA NA VIDA DE MOISÉS:
QUANDO A OPOSIÇÃO E O FRACASSO NOS DERRUBAM

> *Se assim me tratas, mata-me de uma vez,*
> *eu te peço, se tenho achado favor aos teus olhos;*
> *e não me deixes ver a minha miséria.*
> Moisés (Nm 11.15)

A depressão que resulta do fracasso, da frustração e da oposição tem-se tornado muito comum com o passar dos dias. Pessoas frustradas com um futuro diferente do que sonharam ou com um casamento distinto do que idealizaram. Além da frustração em tantas áreas da vida, em muitas ocasiões as pessoas têm encontrado oposição ou pressão. Pressões internas e externas, oposição nos estudos, no trabalho, dentro das famílias, nas igrejas etc. A consequência do mundo competitivo e exigente em que vivemos é a descoberta de almas cansadas e até mesmo doentes por não saberem como lidar ou agir em situações tais.

Graças a Deus, a pessoa que passa por esse tipo de sofrimento ou depressão não precisa permanecer nessa condição.

Oposição e fracasso são fenômenos potencialmente destruidores para qualquer ser humano. É importantíssimo que não nos esqueçamos que esse não é o nosso lugar. Assim, caso você se encontre em sofrimento por causa de oposição ou fracasso em certas áreas da vida, gostaria de lhe dizer com toda a paz de meu coração: Deus quer tirá-lo desse lugar! Assim como tirou outras pessoas, seus servos, cujas histórias estão descritas na Sagrada Escritura.

Esse é o caso de Moisés. O grande líder israelita, que, usado por Deus, conduziu os israelitas da escravidão do Egito em direção à Terra Prometida. O livro de Números (11.10-15) relata o sentimento de seu coração.

> Então, Moisés ouviu chorar o povo por famílias, cada um à porta de sua tenda; e a ira do Senhor grandemente se acendeu, e pareceu mal aos olhos de Moisés. Disse Moisés ao Senhor: Por que fizeste mal a teu servo, e por que não achei favor aos teus olhos, visto que puseste sobre mim a carga de todo este povo? Concebi eu, porventura, todo este povo? Dei-o eu à luz, para que me digas: Leva-o ao teu colo, como a ama leva a criança que mama, à terra que, sob juramento, prometeste a seus pais? Donde teria eu carne para dar a todo este povo? Pois chora diante de mim, dizendo: Dá-nos carne que possamos comer. Eu sozinho não posso levar todo este povo, pois me é pesado demais. Se assim me tratas, mata-me de uma vez, eu te peço, se tenho achado favor aos teus olhos; e não me deixes ver a minha miséria.

A graça na vida de Moisés: quando a oposição e o fracasso nos derrubam

Nessa passagem, a reação de Moisés diante da pressão que sofria por parte do povo foi questionar o Senhor. Todos nós agimos assim. Moisés queria saber por que o Senhor estava trazendo todo aquele sofrimento sobre ele. Seu argumento baseava-se no fato de que o Senhor era o criador de Israel, e não ele. Desse modo, Moisés não poderia carregar a responsabilidade por eles. E a palavra de Moisés foi simplesmente esta: se o Senhor não lhes responder e não lhes carregar o fardo, que o Senhor me mate![84]

No verso 15, podemos ter uma noção de como estava o coração de Moisés. Ele repete duas vezes (embora seja traduzida apenas uma) a palavra morte (הָרַג – harag). Em primeiro lugar, ele é imperativo ao dizer "mata-me agora" e depois repete a palavra matar. A ideia é de que se trata de algo que o escritor deseja muito, com convicção. Esse não foi apenas um breve momento de tristeza, mas um momento de grande estresse causado pela pressão sobre a mente de Moisés. Sua responsabilidade exigia tomadas de decisão que estavam além de sua capacidade. Ele, então, se sentiu impotente, incapaz e pequeno diante da grandeza do que lhe era exigido.

Assim, para que Moisés encontrasse paz, seria necessário ter o poder, a capacidade para solucionar as exigências de todo o povo, saciando-lhes o desejo por carne e outros alimentos. Obviamente, Moisés não tinha o que fazer. Só um milagre poderia trazer ao povo murmurante aquilo

---

84 Eugene H. Merrill, Numbers. In: ZUCK, R. B.; WALVOORD, J. F. (eds.). *The Bible Knowledge Commentary: An Exposition of the Scriptures*. Wheaton: Victor Books, 1985, Nm 11:10-15.

que desejava. Diante de tanta pressão, externa e interna, mental, Moisés chegou a um nível de cansaço tão grande que desejou a própria morte. Você já se encontrou em situações assim?

Murmuração gera exaustão

Não pense que a murmuração do povo era contra Moisés. Era contra o próprio Deus![85] Assim foi interpretada sua murmuração pelo salmista:

> Falaram contra Deus, dizendo: Pode, acaso, Deus preparar-nos mesa no deserto? (Sl 78.19)

Inicialmente, o povo começou a correr atrás de seu próprio prazer, daquilo que lhe pudesse trazer prazer imediato. Essa não foi a causa da depressão de Moisés, mas apenas a motivação no coração do povo, razão que levou Moisés à exaustão mental.

Embora a disciplina divina estivesse por vir sobre os filhos de Israel, não foi de imediato que a santa mão desceu como disciplina sobre seu povo. Pacientemente, Deus aguardou pelo momento que julgou como certo. Houve tempo para que o povo se arrependesse e voltasse para o Senhor com uma atitude grata. Mas, infelizmente, isso não aconteceu. O que houve foi um grupo muito grande de pessoas com um coração cada vez mais cobiçoso e murmurador.

---

[85] Matthew Henry, *Matthew Henry's commentary on the whole Bible: complete and unabridged in one volume*. Peabody: Hendrickson, 1994, p. 199.

A graça na vida de Moisés:
quando a oposição e o fracasso nos derrubam

Pressão e opressão modernas

Histórias de pessoas em depressão por conta de pressão no trabalho ou de opressão diante de metas exigidas crescem a cada dia. Certamente você conhece alguém (ou até mesmo já vivenciou em sua própria história de vida) que experimentou, em níveis baixos ou altos, as consequências da opressão causada por outras pessoas em sua vida. Não digo aqui a opressão demoníaca, que também é uma realidade, mas a opressão que nos vem de fontes humanas, parte de pessoas que criam certa expectativa a nosso respeito que não podem ser alcançadas sem que cheguemos ao ponto da (quase) exaustão. Os americanos chamam isso de *burnout*. A síndrome de Burnout está relacionada a um esgotamento físico e mental terrível. Na verdade, esse esgotamento que vem de pressões internas ou externas é aquilo que precede o estado depressivo a que alguém plenamente esgotado chega, diante de tanta pressão.

Não há, humanamente falando, soluções imediatas para tal esgotamento. Sem socorro externo, alguém em um estado de esgotamento desse tipo chega a desejar a própria morte. Não há mais vontade de viver. Não há mais vontade de amar. Toda a estrutura da pessoa é comprometida, e o caminho natural para a sobrevivência é a murmuração. E, quando não há murmuração, encontra a idolatria como fonte de satisfação (p. ex., pornografia, drogas etc.).

É nesse ponto que muitos cristãos se encontram. Foi a esse ponto que Moisés chegou. Como no caso dele, muitos hoje desejam a própria morte como solução para o fim de seu sofrimento. Não raro, ouvimos de pessoas (principalmente em alguns países orientais, como Japão e China) que prefeririam o suicídio como remédio para o esgotamento advindo das pressões que sofrem. Quem chega a esse ponto não tem mais esperanças de que algo possa melhorar em sua vida. Chegou a tal nível de estresse que, caso um milagre não ocorra, não vislumbra a possibilidade de continuar existindo.

A grande questão é: a morte resolve o problema dessas pessoas? Teria resolvido o problema de Moisés? Já vimos que Moisés desejou com toda convicção a morte. Isso resolveria?

Com toda a certeza, não. Apenas transferiria o problema. E aqui não estou me referindo às consequências na eternidade, mas às consequências neste mundo que o egoísta que se suicidou deixou para pessoas que, um dia, jurou amar. Esposa, marido, filhos, pais, avós, avôs, enfim, pessoas que um dia lhe foram queridas. Serão essas mesmas pessoas que sofrerão consequências terríveis pela escolha egoísta daquele que acreditou que a morte é o fim de tudo.

Os problemas dos israelitas continuariam, mesmo que Moisés tivesse morrido. Talvez até mesmo aumentassem. E os problemas envolvidos na murmuração do povo de Israel também estavam relacionados a Moisés. Ele era o maior responsável pela condução do povo durante a peregrinação. Era com ele que Deus tratava. Era a ele que o Senhor se dirigia quando tinha de tratar com o povo ou dar novas leis a serem seguidas.

Moisés foi chamado para conduzir o povo, e sabia muito bem dos perigos. Todos tinham plena certeza do perigo que corriam naquele deserto. E era Moisés quem, efetivamente, respondia por todos. O problema para ele surgiu quando todos, ou quase todos, vieram sobre ele para reclamar comida e água, confortos que tinham no Egito, mas que faltavam durante a peregrinação. Não penso, inclusive, que a murmuração tenha sido algo pontual. Moisés não chegaria a tal nível de esgotamento sem que a murmuração não tivesse sido constante, crescente e imoral. Moisés chegou ao ponto no qual muitos de nós também podemos chegar. Talvez você já tenha chegado em algum momento de sua vida, ou esteja passando por isso neste exato momento. Somos frágeis. Somos como o pó:

> Pois ele conhece a nossa estrutura e sabe que somos pó.
> (Sl 103.14)

É devido a essa fragilidade que estamos suscetíveis, durante todo o tempo, a quebrarmos emocional e espiritualmente. Se não há uma mão que nos apoie, cairemos e, com muita probabilidade, quebraremos. O que nos separa de uma depressão causada pelas aflições advindas das pressões do dia a dia é o cuidado de Deus, aliado à nossa lembrança diária de que estamos em suas mãos. Se todos os que estão no limiar de um surto psicótico por causa de tanta pressão seguissem os mesmos passos de Moisés, como descritos em Números, seguramente conseguiriam sair ilesos do momento difícil.

Deus é o mesmo, ontem e hoje, no tempo de Moisés e no nosso. Os seres humanos são os mesmos. Você não é diferente de Moisés. A estrutura dele é a mesma que a sua.

Não pense que ele foi alguém diferente, que tinha forças sobrenaturais, paciência de outro mundo ou mansidão angelical. Tudo isso veio por causa de uma lembrança diária e da promessa de Deus, que o salvou e o chamou. Por ter a mesma estrutura que nós, Moisés chegou ao ponto final de uma caminhada sob pressão. E desejou a própria morte. O que o livrou desse caminho? Vejamos, a seguir, os passos que Moisés tomou para que a morte não o encontrasse antes do tempo, como resultado de um coração depressivo e que não suportava mais a pressão do povo e também de seu próprio coração, que lhe dizia, momento após momento, de sua finitude, impotência e insuficiência.

Primeiros passos para a solução

Moisés estava cansado da vida que levava. Literalmente, ele estava profundamente aflito, extremamente estressado no corpo e na mente.[86] Isso aconteceu porque o povo que o acompanhava não parava de reclamar. As pessoas cobravam Moisés. Reclamavam com ele e dele. Em sua peregrinação pelo deserto (que durou cerca de quarenta anos), o povo se lembrou dos pepinos, dos melões, das cebolas, dos peixes e até dos alhos silvestres que havia no Egito (Nm 11.5-6). Como no deserto não havia nada disso, embora houvesse abundância da demonstração do poder de Deus, o povo murmurou. E Moisés foi se cansando... se cansando... até que não aguentou mais a pressão, a oposição e até mesmo

---

[86] B. Blayney, Thomas Scott e R. A. Torrey, com John Canne, Browne, *The Treasury of Scripture knowledge*. Bellingham, WA: Logos Bible Software, 2009, v. 1, p. 101.

A graça na vida de Moisés:
quando a oposição e o fracasso nos derrubam

o fracasso, pois não imaginava que levaria tanto tempo naquele deserto.

A linguagem do povo para com Moisés é espantosa. Segundo Charles Henry Mackintosh, autor de vários comentários bíblicos, a linguagem dos hebreus não difere muito da nossa. Embora as reivindicações sejam diferentes, também vivemos ansiando pelas coisas deste mundo, crentes de que elas irão, de fato, preencher nossa falta de paz.[87]

Embora sejamos aconselhados a negar os desejos da carne, muitos têm cedido a eles. E isso certamente nos trará guerra para o coração. Acreditarmos que a satisfação de nossos desejos carnais traz alegria à alma é o mesmo que acreditar que, ao nos alimentarmos de carniça, traremos saúde ao nosso corpo. E era isso que os hebreus desejavam no contexto de Números 11: os alimentos do Egito, ou seja, os alimentos da antiga vida, da antiga escravidão. Eles desejavam aquilo que lhes trazia satisfação imediata. E, como não a encontravam no deserto, foram a Moisés. O que Moisés lhes poderia dar? O que Moisés poderia fazer?

Qualquer pessoa da multidão que peregrinava no deserto que estivesse em seu juízo perfeito sabia que Moisés não poderia fazer absolutamente nada por eles. Mas, quando não ficamos satisfeitos com algo, precisamos encontrar alguém com quem reclamar, alguém em quem despejar toda a nossa insatisfação e raiva. E foi isso que fizeram com Moisés. Despejaram nele toda a carga de insatisfação que seus próprios corações carregavam.

---

87 C. H. Mackintosh, *Estudos sobre o livro de Números*. Lisboa: Depósitos de Literatura Cristã, 1968, p. 167.

O exemplo de Moisés para hoje

Assim como aconteceu com Moisés, muitos hoje estão em depressão por conta da oposição que lhes fazem no trabalho, na escola e até mesmo na família. E quando essa oposição se junta aos fracassos da vida, entra em sua vida uma tristeza difícil de passar. No caso de Moisés, essa tristeza passou. Mas por que passou?

Sabemos, pela Palavra de Deus, que ele se aproximou de Deus na hora de seu desespero. Moisés reconheceu sua completa incapacidade de sair daquela situação sozinho. Ele reconheceu que Deus era suficiente para ele! Moisés, portanto, derramou seu coração diante daquele que o livraria da depressão. Ele foi sincero com Deus. E Deus o livrou! A partir do verso 16, vemos o Senhor falando a Moisés, ajudando-o a entender o que deve fazer para sair daquela situação. Moisés ouviu atentamente o que Deus o aconselhava a fazer. Os conselhos do Senhor eram a chave para o fim daquela angústia. Por fim, vemos que Moisés fez o que Deus lhe disse, e a orientação do Senhor salvou Moisés completamente de sua depressão.

Embora pareça simples, a atitude de Moisés o salvou na hora em que ele desejava a própria morte. Sob pressão e grande tristeza, Moisés buscou o Senhor, ouviu sua Palavra, fez tudo conforme o Senhor lhe ordenou e, por isso, a aflição acabou. Um problema espiritual resolvido com conselho/ajuda espiritual.

É assim que Deus pode fazer com você. A orientação do Senhor também pode livrá-lo da depressão ou da angústia

A graça na vida de Moisés: quando a oposição e o fracasso nos derrubam

que talvez você esteja vivenciando por conta da pressão que outros lhe fazem. O Senhor sabe por que uma pessoa entra em depressão, e sua Palavra é rica em conselhos sobre como sair dela. Busque seus conselhos! Pena que poucos saibam disso ou sequer deem atenção à sua Palavra. Se você, ou alguém próximo a você, passa por momentos de grande sofrimento ou tristeza profunda, creia que há um caminho para o fim dessa aflição.

Em muitas ocasiões, a pessoa que sofre não é capaz de se lembrar do momento ou do fato que deu início àquele sofrimento. Se esse é o seu caso, acredite, Deus sabe exatamente o que lhe trouxe até esse momento de angústia e ninguém mais do que ele sabe como lhe tirar dessa situação. Muitas pessoas em depressão afirmam que não conseguem orar, muito menos ler a Bíblia. Chegam ao ponto de afirmar que não conseguem sequer levantar-se de um sofá. Dizem que, naquela situação, só esperam a morte.

Ouça o conselho de Deus a Moisés

Pois bem, aqui está um caso semelhante na Palavra de Deus. Um homem carregando um fardo terrível em suas costas. Carregando um "problema" que não era dele, segundo suas próprias palavras. Um homem pronto para explodir com qualquer um. Um homem triste e, provavelmente, solitário. Todavia, o que esse homem fez, mesmo debaixo de grande pressão, oposição e sentimento de fracasso, foi o que você e eu sempre devemos fazer quando nos sentirmos como ele. Moisés se levantou e foi orar.

Simples, não é? Pois é. São atitudes simples que mudam grandes aflições em nossas vidas. Moisés fez aquilo que a maioria de nós diz que não tem forças para fazer – Moisés foi orar. Ele fez o que todos nós deveríamos fazer quando nos sentimos aflitos, fracassados, pressionados e cheios de dúvidas (e, talvez, ira), Moisés orou.

Em oração, Deus lhe respondeu. Respostas de Deus são pessoais. Não podemos pegar a resposta de Deus a Moisés e aplicá-la a todo e qualquer contexto ou pessoa. A resposta de Deus para Moisés foi única. Assim como a resposta de Deus para o seu e o meu problema também será única. Isso porque Deus nos trata de modo único e especial. Mas esse tratamento passa pela busca. Você e eu precisamos buscá-lo, a fim de obtermos sua cura. E a cura para Moisés foi nada mais do que um conselho.

Em momentos assim, tudo o que precisamos talvez seja ouvir um conselho. Deus usa conselhos de sua santa Palavra para nos instruir e mostrar o caminho para fora do vale. Se você, ou alguém que você conhece, está passando por momentos de grande sofrimento, busque Deus em oração, busque seus conselhos e sua direção.

E, quando ele lhe der, esteja tão pronto e disposto quanto Moisés para ouvir e praticar o que ele orientou. Sua prontidão para obedecer será a condição para o fim da aflição.

Busquemos sempre aquele que ajudou Moisés e o livrou. Ele também quer nos livrar! Se você e eu o buscarmos, ele sempre nos orientará e livrará.

Reflita

Em quais momentos você se sentiu mais pressionado na vida? Em que contexto?

___
___
___
___

Como você normalmente reage à oposição e ao fracasso?

___
___
___
___
___

Quando Moisés se sentiu extremamente sobrecarregado pelas murmurações dos israelitas, qual foi sua atitude?

___
___
___
___
___

Após ouvir os conselhos de Deus, o que Moisés fez? O que podemos aprender com a atitude dele?

_____
_____
_____
_____
_____

Capítulo 9

A GRAÇA NA VIDA DE ASAFE:
QUANDO NÃO ENTENDEMOS A PROSPERIDADE DOS ÍMPIOS E A DIFICULDADE DOS JUSTOS

> *Assim são os ímpios; sempre despreocupados, aumentam suas riquezas. Certamente foi-me inútil manter puro o coração.*
> Asafe (Sl 73.13)

Sabe aquele momento em que nada dá certo em sua vida? Embora você seja honesto, correto e justo, parece que quase tudo dá errado? Você sonha com uma viagem, com um emprego melhor, com um salário melhor, com um carro, uma casa, uma vida melhor e, apesar de sua integridade, você não consegue nada disso?

Essa situação é bastante real na vida de muita gente. Só que isso não é o fim. Piora quando você olha ao redor e vê os ímpios, aqueles que não têm temor a Deus, que só trapaceiam, caluniam, mentem e enganam prosperando, dando-se bem na vida. Você sabe que muitos são injustos e corruptos, mas conseguem dar uma vida boa às suas famílias. Por quê? Você já se questionou a esse respeito? Por que você, que é cristão, sofre tanto, enquanto vizinhos, colegas de trabalho, parentes e outros que não são tementes a Deus parecem não sofrer? Deus seria justo?

Ou estaria alheio aos homens? Você não deveria ter a mesma atitude e a mesma vida dessas pessoas e viver despreocupado como elas vivem? Será que não está perdendo tempo com sua insistência na santidade e na fidelidade a Deus?

Se você já passou por isso, saiba que muitos outros antes de você também se questionaram quanto a essa aparente injustiça da parte de Deus. Aliás, não receio afirmar que todos os cristãos do mundo já chegaram a se questionar a esse respeito em algum momento da vida. Creio que essa é uma dúvida recorrente de todos os que temem a Deus. Um grande exemplo deixado para nós na Sagrada Escritura é o de Asafe.

Um homem que quase desistiu

Asafe foi o chefe dos cantores. Ele tinha, como algumas de suas funções, *"recordar, louvar e celebrar ao SENHOR Deus de Israel"* perante a Arca da Aliança (1Cr 16). Ele era responsável por aqueles que entoavam louvores no Templo nos dias do rei Davi. Esse homem temente a Deus escreveu muitos salmos. Os cantores de Israel cantavam esses salmos. Um dos salmos de Asafe que mais nos chamam a atenção é o de número 73. É nesse salmo que Asafe abre seu coração para nos mostrar como chegou à depressão com um coração extremamente amargurado, com dores no corpo e na alma (Sl 73.21), e como quase abandonou a fé em Deus por conta dessa depressão (Sl 73.2).

> Com efeito, Deus é bom para com Israel,
> para com os de coração limpo.
> Quanto a mim, porém, quase me resvalaram os pés;

A graça na vida de Asafe: quando não entendemos a prosperidade dos ímpios e a dificuldade dos justos

pouco faltou para que se desviassem os meus passos.

Pois eu invejava os arrogantes,

ao ver a prosperidade dos perversos.

Para eles, não há preocupações,

o seu corpo é sadio e nédio.

Não partilham das canseiras dos mortais,

nem são afligidos como os outros homens.

Daí a soberba que os cinge como um colar,

e a violência que os envolve como manto.

Os olhos saltam-lhes da gordura;

do coração, brotam-lhes fantasias.

Motejam e falam maliciosamente;

da opressão, falam com altivez.

Contra os céus, desandam a boca,

e a sua língua percorre a terra.

Por isso, o seu povo se volta para eles

e os tem por fonte de que bebe a largos sorvos.

E diz: Como sabe Deus?

Acaso há conhecimento no Altíssimo?

Eis que são estes os ímpios;

e, sempre tranquilos, aumentam suas riquezas.

Com efeito, inutilmente conservei puro o coração

e lavei as mãos na inocência.

Pois de contínuo sou afligido

e cada manhã, castigado.

Se eu pensara em falar tais palavras,

DEPRESSÃO E GRAÇA

já aí teria traído a geração de teus filhos.

Em só refletir para compreender isso,
achei mui pesada tarefa para mim;
até que entrei no santuário de Deus
e atinei com o fim deles.

Tu certamente os pões em lugares escorregadios
e os fazes cair na destruição.
Como ficam de súbito assolados,
totalmente aniquilados de terror!
Como ao sonho, quando se acorda,
assim, ó Senhor, ao despertares, desprezarás a imagem deles.
Quando o coração se me amargou
e as entranhas se me comoveram,
eu estava embrutecido e ignorante;
era como um irracional à tua presença.
Todavia, estou sempre contigo,
tu me seguras pela minha mão direita.
Tu me guias com o teu conselho
e depois me recebes na glória.
Quem mais tenho eu no céu?
Não há outro em quem eu me compraza na terra.
Ainda que a minha carne e o meu coração desfaleçam,
Deus é a fortaleza do meu coração
e a minha herança para sempre.
Os que se afastam de ti, eis que perecem;
tu destróis todos os que são infiéis para contigo.
Quanto a mim, bom é estar junto a Deus;

A graça na vida de Asafe: quando não entendemos a prosperidade dos ímpios e a dificuldade dos justos

> no Senhor Deus ponho o meu refúgio,
> para proclamar todos os seus feitos.

A situação que trouxe Asafe a essa depressão é a mesma que, por muitas vezes, nos incomoda nos dias egoístas em que vivemos. Em determinado momento da vida, Asafe deu-se conta de que os ímpios prosperavam mais do que ele, um homem piedoso. E isso começou a incomodá-lo. Bens, posses, coisas da vida que Asafe gostaria de ter e não conseguia, mas que os ímpios, em sua desonestidade, acabavam conseguindo. Aquilo revoltou Asafe. Ele desnuda, sem vergonha alguma, seu coração cheio de inveja pela prosperidade dos perversos (v. 3). Asafe se lembra de sua vida cheia de trabalho, responsabilidade, preocupações e dificuldades, e fala da vida dos perversos que prosperam:

> Eles não passam por sofrimento e têm o corpo saudável e forte. Estão livres dos fardos de todos; não são atingidos por doenças, como os outros homens. Por isso o orgulho lhes serve de colar, e eles se vestem de violência. Do seu íntimo, brota a maldade; da sua mente, transbordam maquinações. Eles zombam e falam com más intenções; em sua arrogância, ameaçam com opressão. Com a boca, arrogam a si os céus e, com a língua, se apossam da terra (...) Assim são os ímpios; sempre despreocupados, aumentam suas riquezas. Certamente, foi-me inútil manter puro o coração.[88] (Salmo 73.4-13)

---

88 Os grifos e destaques são meus.

Asafe desabafa. Nas palavras "Certamente, foi-me inútil manter puro o coração...", ele demonstra até que ponto chegou. E, nos versos 15 e 16, Asafe nos diz que parou para pensar em tudo isso. Mas, mesmo pensando muito, não conseguiu uma resposta que fizesse sentido. Ele não via resposta para essa situação, **até que fez o que deveria ter feito desde o início.**

Quando tudo fez sentido

No verso 17, ele entra no Santuário de Deus, na presença daquele que governa o mundo e tudo o que nele há. E, quando está na presença de Deus, uma luz ilumina sua mente e Asafe começa a entender. Tudo começa a fazer sentido, tudo fica claro, como o sol ao meio-dia. Sempre foi e sempre será assim. É só na presença de Deus que tudo faz sentido. Ele é a própria luz que permite a todos que dele se aproximam que compreendam a verdade por trás das aparências. A momentânea alegria colhida como fruto de pecado é apenas aparente e não dura muito. Só a luz de Deus nos permite ver e entender isso. Por não possuírem nada da luz de Deus em suas vidas, muitos enganam, traem, trapaceiam, mentem, achando que suas vidas e alegria dependem disso. No escuro, não conseguem ver que essa alegria é apenas o prelúdio de um eterno sofrimento.

Conta-se que, certa vez, o famoso pregador norte-americano Billy Graham receberia uma grande emissora de televisão em sua casa para uma entrevista. Sua esposa procurou deixar a sala de estar da casa muito limpa e arrumada. Afinal, aquela parte de sua casa seria vista por pessoas em todos os Estados Unidos da América. Qualquer pessoa faria o mesmo. No en-

A graça na vida de Asafe: quando não entendemos a prosperidade dos ímpios e a dificuldade dos justos

tanto, em determinado momento, após a chegada da equipe de televisão que faria a gravação, os responsáveis pela iluminação do ambiente da entrevista acenderam as luzes superpotentes sobre as poltronas escolhidas nas quais tomariam assento Billy Graham e o entrevistador.

Diante da potência daquela luz, a sra. Graham pôde perceber um pouco de poeira sobre algumas mobílias que apareceriam na gravação. Sem a claridade daquelas luzes de gravação, não seria possível perceber toda aquela poeira, que, agora estava ali, à vista de todos. Pedindo um breve tempo para limpar as mobílias, a sra. Graham cuidou de tirar aquilo que, sem a luz, não seria possível perceber.

O mesmo acontece em sua casa quando você abre uma pequena fresta da janela. Se o sol estiver incidindo sobre aquela janela, uma fresta de luz entrará em sua sala ou quarto, permitindo que você veja partículas de poeira voando pelo ar. Aparentemente, aquelas partículas estão apenas onde a luz está. Mas você sabe muito bem que isso não é verdade, pois estão em toda a parte. O problema é que, apenas sob uma luz muito forte, é possível percebê-las. É possível que você, após ter limpado a casa, perceba poeira nas mobílias que tenha acabado de limpar. Uma forte luz deixa que se visualize sujeira onde a pouca – ou nenhuma – luz não permite.

Assim também é quando nos aproximamos de Deus. Quanto mais distantes dele estamos, menos enxergamos. Achamos que estamos vendo corretamente, embora nossa visão esteja totalmente distorcida. Somente quando nos aproximamos da luz de Deus e do Deus de toda luz é que somos capazes de ver – e compreender – o que antes não era possível.

Na presença de Deus, Asafe entendeu que a prosperidade, fruto da desonestidade, é um piso escorregadio cujo fim é dor e grande destruição (v. 18). Estes que hoje sorriem e nadam em corrupção serão, em breve, "totalmente aniquilados de terror" (v. 19). Sua alegria é passageira. Sua prosperidade também. E aqueles que os invejam também serão levados pela mesma destruição. Todavia, Asafe só percebeu isso quando buscou a Deus. Foi na presença de Deus que os olhos de Asafe se abriram para perceber o engano que a momentânea prosperidade dos ímpios é. Quando se viu na presença de Deus, Asafe entendeu que ele é nosso tesouro mais precioso, nossa riqueza e nossa prosperidade. Suas palavras, nos versos 25-26 de Salmos 73, são das mais belas em toda a Bíblia:

> A quem tenho nos céus senão a ti? E na terra nada mais desejo além de estar junto a ti. O meu corpo e o meu coração poderão fraquejar, mas Deus é a força do meu coração e a minha herança para sempre.

Você, honestamente, é capaz de afirmar o mesmo que Asafe? Quais são as coisas que você mais aprecia na vida?

Teologia da prosperidade: ilusões de uma falsa prosperidade

Nos últimos tempos, a igreja tem sido influenciada pelo sutil engano deste mundo. Aquilo que antes cegava e destruía a vida de tantos agora habita o coração de muitos cristãos.

A graça na vida de Asafe: quando não entendemos a prosperidade dos ímpios e a dificuldade dos justos

Há algumas décadas, a ideia de que a teologia bíblica aponta para a vontade de Deus de fazer prosperar materialmente seu povo tem ocupado o centro da pregação em algumas igrejas. Não apenas igrejas neopentecostais, mas também algumas igrejas pentecostais e históricas têm sido influenciadas a ponto de a teologia da prosperidade fazer parte da mensagem de muitíssimas delas no tempo em que vivemos.

Não é meu propósito aqui fazer um relato minucioso e histórico do que seria essa "teologia". Imagino que, para todos que me leem, ela seja bastante familiar – no sentido de saberem de sua existência e de seu perigo.

A verdade é que pouco importa de onde ela veio. O que importa é quanto tem desviado as pessoas do verdadeiro evangelho e da pura teologia cristã. A teologia da prosperidade, na verdade, é construída sobre ideais e esperanças humanas que não se alinham com as esperanças presentes na vida dos cristãos do período neotestamentário e da igreja antiga. A prosperidade prometida pelos pregadores dessa falsa teologia é a mesma ilusão que cega a tantos que conquistam a mesma prosperidade de forma ilegal. Com isso, não estou afirmando que Deus não possa trazer prosperidade a quem quer que seja. É ele quem faz o rico, diz sua Palavra:

> O rico e o pobre se encontram; a um e a outro, faz o SENHOR. (Pv 22.2)

Pobreza nunca foi e nunca será sinal de pecado na vida de alguém. Fosse assim, o que dizer do próprio Cristo, que dizia não possuir absolutamente nada, nem mesmo onde reclinar a cabeça? O que dizer da prosperidade dos apóstolos? Foram homens prósperos? É óbvio que não! Suas vidas foram cheias de tribulações, perseguição e, não poucas vezes, também escassez. O próprio Paulo contou algumas vezes com a bondade de irmãos que lhe enviaram ajuda financeira. Agradecendo aos filipenses por uma dessas muitas vezes em que foi contemplado com a ajuda daqueles irmãos, Paulo afirma:

> Alegrei-me, sobremaneira, no Senhor porque, agora, uma vez mais, renovastes a meu favor o vosso cuidado; o qual também já tínheis antes, mas vos faltava oportunidade. Digo isto, não por causa da pobreza, porque aprendi a viver contente em toda e qualquer situação. Tanto sei estar humilhado como também ser honrado; de tudo e em todas as circunstâncias, já tenho experiência, tanto de fartura como de fome; assim de abundância como de escassez; tudo posso naquele que me fortalece.
> Todavia, fizestes bem, associando-vos na minha tribulação. E sabeis também vós, ó filipenses, que, no início do evangelho, quando parti da Macedônia, nenhuma igreja se associou comigo no tocante a dar e receber, senão unicamente vós outros; porque até para Tessalônica mandastes não somente uma vez, mas duas, o bastante para as minhas necessidades. Não que eu procure o donativo, mas o que realmente me interessa é o fruto que aumente o vosso crédito. Recebi tudo e tenho abundância; estou suprido, desde que Epafrodito me passou às mãos o que me veio de

A graça na vida de Asafe: quando não entendemos a prosperidade dos ímpios e a dificuldade dos justos

vossa parte como aroma suave, como sacrifício aceitável e aprazível a Deus. E o meu Deus, segundo a sua riqueza em glória, há de suprir, em Cristo Jesus, cada uma de vossas necessidades. Ora, a nosso Deus e Pai seja a glória pelos séculos dos séculos. Amém! (Fp 4.10-20)

Nessas palavras, Paulo deixa claríssima sua preocupação com que os filipenses soubessem que ele não estava interessado no dinheiro ou na comida que eles poderiam enviar-lhe. Seu interesse era que eles crescessem em graça perante o Senhor. Curiosamente, Paulo diz que aprendeu a viver bem em toda e qualquer situação, tanto com fartura como passando fome. Sim, fome. Isso é possível. Foi possível a Paulo e ainda é possível a qualquer um que ame o Senhor. Não somente fome, mas também vergonha, humilhação, escassez etc. Com essas palavras, Paulo queria dizer que podia qualquer coisa se estivesse firmado naquele que o fortalecia. Fortalecidos pelo Senhor, também nós podemos passar por tudo. Não há nada que seja demais para quem está alicerçado no Senhor.

Mas, no texto, Paulo continua a destacar a generosidade dos filipenses. Não apenas uma vez eles enviaram ofertas a Paulo. Por mais de uma vez, eles se associaram a Paulo, provendo-o com recursos que lhe foram mais do que suficientes. Tais recursos trouxeram grande alegria a Paulo.

Houve, então, inclusive na vida do apóstolo Paulo, momentos de escassez e fome, ou seja, de pobreza. Isso jamais foi um sinal da presença de pecados escondidos em sua vida, muito menos de que ele estivesse distante de Deus ou necessitando converter-se novamente. Era apenas o momento em que vivia, e ele entendia que aquilo era possível, pois o Senhor o sustentava durante todo o tempo. Tudo ele podia naquele que o fortalecia, isso porque o próprio Deus era sua prosperidade, sua fonte de alegria, paz e prazer. Com Deus, o que faltava?

A maior prosperidade que se pode imaginar

Deus quer ser sua herança, sua porção. Mas, como diz João Calvino, "quão ínfimo é o número daqueles que guardam seus afetos depositados em Deus somente!".[89] Apesar de Deus revelar-se o tempo todo na Sagrada Escritura como aquele que deseja nos encher de prazer e satisfação, poucos são os que encontram essa fonte de alegria no Senhor. Ele quer ser a riqueza que ninguém jamais roubará de você, e pela qual você nunca terá de trabalhar ou gastar um tostão sequer. Deus quer ser seu mais precioso tesouro, a fim de que, quando você perceber a prosperidade dos ímpios, não venha a se entristecer, mas a adorá-lo, pelo fato de já possuir a maior de todas as riquezas em sua vida. Se você está longe dele, aproxime-se. Aproveite enquanto há tempo. Ele também quer ser uma joia dentro de você, dando-lhe satisfação e sustentando-o em todas as situações da vida!

Um dia, a falsa e passageira alegria do mundo acabará e tomará lugar uma grande tristeza. Nesse mesmo dia, entrará na presença de Deus para viver eternamente em riqueza, conforto, alegrias e prazeres todo aquele que hoje sofre, chora,

---

89 João Calvino, *Salmos: série comentários bíblicos*. São José dos Campos: Editora Fiel, 2012, p. 120, v. 3.

A graça na vida de Asafe: quando não entendemos a prosperidade dos ímpios e a dificuldade dos justos

luta com dificuldades, inclusive financeiras, e não consegue ter neste mundo aquilo que tanto gostaria de ter.

O Dia da Eternidade será o Dia da Verdade. Lá, o riso se tornará choro, e as lágrimas dos cristãos fiéis serão enxugadas para todo o sempre[90].

Reflita

Você já passou por essa crise de Asafe? Já observou a prosperidade dos ímpios e questionou o porquê de prosperarem tanto, embora sejam imorais e infiéis a Deus? O que passou pelo seu coração?

_____
_____
_____
_____
_____

Quando foi que Asafe passou por uma mudança de pensamento?
_____
_____
_____
_____

---

[90] Caso o leitor queira continuar a ler sobre este assunto, recomendo o belíssimo livro de Martyn Lloyd-Jones, *Por que prosperam os ímpios?*, publicado pelas Publicações Evangélicas Selecionadas (PES).

DEPRESSÃO E GRAÇA

Com base nesse salmo de Asafe, o que você deverá lembrar quando estiver observando a prosperidade de pessoas sem compromisso com Deus e, ao mesmo tempo, as aflições e adversidades de quem teme a Deus?

_____
_____
_____
_____
_____

Capítulo 10

A GRAÇA NA VIDA DE DAVI:
QUANDO A CULPA NOS DERRUBA

Estou aflito e mui quebrantado; dou gemidos por efeito do desassossego do meu coração.

Davi (Sl 38.8)

Há pouco tempo, li o relato de um senhor sobre a depressão que havia atravessado tempos atrás. Em suas palavras, ele encarava a depressão como algo que "o deixava muito abatido, encurvado e choroso o dia todo". Li também que, em sua depressão, até seu corpo ficou doente. "Eu queimava em febre", dizia ele. A certa altura de seu relato, ele descreveu o estado de seu coração como "profundamente abatido e desanimado" para tudo, que seu coração vivia "aflito", e para piorar a situação, até seu corpo doía, e ele ficava "gemendo de dor".

Creio que você também tem o livro em que esse relato aparece. Caso queira, constate você mesmo o relato desse senhor. O livro se chama Salmos; encontra-se entre os sessenta e seis livros da Bíblia. E o senhor se chama Davi, o rei de Israel.

No salmo 38, vv. 6-8, o rei Davi relata seu sofrimento e depressão.

> Sinto-me encurvado e sobremodo abatido, ando de luto o dia todo.
> Ardem-me os lombos, e não há parte sã na minha carne.
> Estou aflito e mui quebrantado; dou gemidos por efeito do desassossego do meu coração. (Sl 38.6-8)

Ele sofria no corpo e na alma. No verso 3, Davi diz que seu corpo todo estava doente e que ele sentia dores por toda a parte: *"... estou muito doente. O meu corpo todo está enfermo...".* Em seu sofrimento físico, Davi relata: *"Tenho feridas que cheiram mal e apodrecem".*

Como comenta James Smith, sua doença estava lhe trazendo febre e inflamações. Seu corpo estava muito mal. Seus olhos, fracos e cheios de lágrimas.[91] Que Depressão! Davi chorava o dia todo! Sem dúvida, esse santo homem de Deus conheceu as regiões mais profundas e abissais da depressão humana.

A despeito de tudo o que se sabe sobre ele, Davi era um homem frágil como nós. É muito comum radicalizarem sobre Davi – ou colocando-o como um assassino e pervertido, ou como um homem segundo o coração de Deus. A verdade é que Davi era muito semelhante a todos nós. Davi não era mais forte que você. Não era um super-homem capaz de enfrentar qualquer coisa. Suas palavras, que podem ser lidas acima, apresentam-nos um homem frágil, comum. Também não pen-

---

91 Smith, op. cit., Sl 38.

se que Davi era um homem pervertido, cheio de ociosidade, e que, durante o tempo, se pervertia.

As duas formas de vê-lo estão equivocadas. Davi, como já assinalado, era um homem comum, e a Bíblia não se importa nem um pouco em ser nua e crua com a vida e a personalidade de seus personagens. A razão para o Espírito Santo haver permitido que nela permanecesse a realidade de cada um desses homens foi para vermos que não estamos distantes deles. Nossas derrotas muito se assemelham às deles, e as vitórias deles são muito parecidas com aquelas que você e eu podemos ter hoje também.

O que levou Davi à depressão?

Mas o que o levou à depressão? E o que o tirou de lá? Certos que estamos de que o Senhor não nos criou para vivermos em um vale sombrio ou num abismo, vejamos, em poucas palavras, como o Senhor lidou com a depressão na vida de Davi.

Em primeiro lugar, o próprio Davi, em sua profunda depressão, nos informa o que o levou a essa situação. No verso 3, ele diz: "Meu corpo todo está enfermo por causa das minhas maldades" ou, como diz outra versão: "Não há saúde nos meus ossos, por causa do meu pecado". No verso 4, ele aprofunda sua confissão: "Pois já se elevam acima de minha cabeça as minhas iniquidades". Em meio a todo esse abatimento do corpo e da alma, Davi reconhece que sua depressão era por causa de uma culpa, de pecados não confessados e não abandonados. Em várias ocasiões, Davi enfrentou a luta contra ansiedade e depressão. Em várias delas, conseguiu deitar e dormir em paz, na certeza de que o Senhor estava no controle, não havendo motivos para se desesperar (Sl 3.5; 4.8).

Mas, sem dúvida, houve momentos em que Davi não agiu como deveria. E o caso analisado nessa passagem é um deles. Embora nem toda depressão e ansiedade sejam fruto de pecado, algumas o são e não podemos deixar de considerar isso. Biblicamente, não há como negar que alguns pecados também podem levar-nos à depressão. Esse foi o caso de Davi aqui.

A razão da depressão de Davi foi pecado não confessado. Davi não se havia arrependido, confessando alguns de seus pecados a Deus, e isso lhe levou a uma depressão terrível. Terríveis são as depressões em que nosso corpo acaba por ser afetado. Essa experiência de Davi é apenas uma que nos demonstra como alguém em pecado pode sofrer fisicamente por causa de um problema não físico.

Toda depressão é pecado?

Como já observado, nem toda depressão é causada por culpa e pecado não confessado e abandonado, e isso já vimos claramente em textos anteriores. Todavia, aprendemos e somos exortados aqui que, havendo pecados e culpas em nós que relutamos em abandonar e confessar, seremos sérios candidatos a passar pelo que Davi passou: depressão.

Sentiremos dores no corpo e na alma. O pecado no coração de uma pessoa salva é destruidor. Mesmo no coração do não salvo, o pecado causa estragos.

Adultérios, iras, facções, gritarias, blasfêmias, assassinatos, mentiras, traições, para dar apenas uns poucos exemplos,

A graça na vida de Davi: quando a culpa nos derruba

quando enchem a vida de um cristão ou não cristão, têm poder destruidor sobre o indivíduo e sua família.

Algumas pessoas chegam a ponto de pecarem tanto em determinadas áreas da vida que têm suas mentes e corações cauterizados por essa prática. Nossa alma pode ficar cauterizada diante de um pecado caso o estejamos cometendo regularmente sem o confessarmos e abandonarmos.

Se assim vivermos, chegará um momento em que não notaremos mais quando estivermos pecando. Aquilo se terá tornado algo tão normal em nossa vida que, ao cometermos, agiremos tão tranquilamente quanto nos momentos em que não o cometemos. Assim como acontece em alguns casos em que uma pessoa doente acaba perdendo partes do corpo por causa de cauterização, também se passa com a alma do indivíduo que está ligado ao pecado de modo tão íntimo que já o tornou totalmente insensível ao agir do Espírito Santo em sua vida.

A insensibilidade ao Espírito não é uma realidade apenas daqueles que não conhecem a Deus e nunca tiveram um encontro com Cristo. Antes, é uma realidade possível a todas as pessoas, inclusive para aquelas que um dia receberam o Espírito Santo em sua vida. O arrependimento não deve ser apenas um fator presente no momento da conversão de alguém, mas algo que o acompanha durante toda a vida. Sem arrependimento contínuo, não há sinais claros de conversão, além de a pessoa ser forte candidata a uma depressão semelhante à de Davi.

Se você leva uma vida de pecado há meses ou anos e nem mesmo recorda ao pecar que suas ações foram terríveis e destruidoras, é possível que já esteja cauterizado ou no caminho da cauterização. Se não sair rápido dessa situação, poderá sofrer o que todos sofrem quando não retornam ao caminho de santidade. Olhares, palavras, gestos, pensamentos etc., mantidos secretamente como uma espécie de diversão particular. Vive-se acreditando que nada irá acontecer. E, assim, perde-se a sensibilidade para aquilo que tem o poder de destruir nossas almas.

Imunodeficiência espiritual: o que é isso?

A insistência no pecado produz cauterização em nossa consciência. É aquilo que chamo de imunodeficiência espiritual. Trata-se do momento em que nossa alma se torna imunodeficiente quanto às tentações e aos pecados que desejam entrar nela. Simplesmente não sentimos mais dor ou tristeza pelo pecado cometido. É como se morrêssemos novamente para Deus. isso, certamente, gera profunda tristeza em nossa alma, pois, uma vez que entregamos nossa vida a Cristo, não conseguimos mais viver longe de Deus. O Espírito Santo nos incomoda e se entristece em nosso íntimo por causa do que estamos fazendo com nossa vida.

Fomos feitos para a comunhão com Deus. O pecado sempre destruiu isso. E, enquanto houver vida nesta carne, tentará destruir. Você nunca deixará de ser tentado. Essa é a razão pela qual deverá continuar fugindo pelo resto da vida, mesmo que você tenha tido um encontro com Cristo. Mesmo que seu corpo agora seja templo do Espírito Santo. Você deve continuar lembrando do que é possível acontecer caso não viva de modo digno. Lembre-se dessas palavras:

A graça na vida de Davi: quando a culpa nos derruba

> Não sabeis que os vossos corpos são membros de Cristo? E eu, porventura, tomaria os membros de Cristo e os faria membros de meretriz? Absolutamente, não. Ou não sabeis que o homem que se une à prostituta forma um só corpo com ela? Porque, como se diz, serão os dois uma só carne. Mas aquele que se une ao Senhor é um espírito com ele. Fugi da impureza. Qualquer outro pecado que uma pessoa cometer é fora do corpo; mas aquele que pratica a imoralidade peca contra o próprio corpo. Acaso, não sabeis que o vosso corpo é santuário do Espírito Santo, que está em vós, o qual tendes da parte de Deus, e que não sois de vós mesmos? Porque fostes comprados por preço. Agora, pois, glorificai a Deus no vosso corpo. (1Co 6.15-20)

Se você e eu usamos nossos corpos para outra coisa que não glorificar a Deus, certamente os levaremos à cauterização. A menos que nos arrependamos e voltemos para o Senhor. E a cauterização gerará tristeza cada vez maior. E essa tristeza cada vez maior gerará uma depressão que nunca mais sairá de sua vida, até que você se arrependa e se volte para o Senhor novamente. Essa tristeza só termina quando nos conscientizamos de nossos pecados, nos arrependemos deles, confessando-os a Deus, clamando por seu perdão e, definitivamente, abandonando-os. Quando fazemos isso, a paz de Deus toma conta de nosso coração. Sentimos claramente que fomos perdoados e recebidos de volta.

É importante lembrarmos aqui que não há sentimento melhor do que o ser perdoado. Não há paz ou alegria que se comparem com a alegria que o Senhor produz em nossos corações. É incrível. Há quem perceba quão maravilhoso é esse sentimento que pensa em voltar a pecar e pedir perdão ao Senhor tão somente para sentir novamente essa paz. Isso, contudo, seria brincar com a santidade de Deus. Seria um pecado grave. Seria zombar do Espírito que opera em nós a santificação. A resposta de Paulo a tal pensamento é esta:

> Que diremos, pois? Permaneceremos no pecado, para que seja a graça mais abundante? De modo nenhum! Como viveremos ainda no pecado, nós os que para ele morremos? (Rm 6.1-2)

Antes, o que nos é oferecida é uma vida de renovada alegria, dia após dia. Alegria que jamais nenhum homem e nenhuma mulher sem Cristo conheceram antes de seu encontro com o Senhor. Se você ou qualquer pessoa não encontra essa alegria em Cristo, é natural que a procure no pecado, nas muitas fontes que brotam do pecado e pretendem saciar a alma humana para sempre. O que levou Davi à depressão espiritual e emocional, sofrendo até mesmo dores no corpo, foram seus pecados. O pecado é destruidor e deve ser confessado e abandonado por todos aqueles que desejam a verdadeira felicidade.

Como sair dessa depressão?

Mas como Davi saiu de lá? Como Deus o tirou de sua depressão? Bem, Davi não consultou um médico. Também não tomou remédios, uma vez que a única cura para o pecado é a confissão a Deus e o consequente perdão de Deus. E foi isso que Davi fez.

Observe que não sou contrário a alguém em depressão procurar um médico ou psicólogo para ajudá-lo. Neste capítulo, não afirmo que alguém em depressão não deva procurar ajuda. Deve! O que digo é que, se a razão da depressão forem pecados escondidos, culpas por causa de faltas cometidas e que nunca foram confessadas a Deus em verdadeiro arrependimento, de nada adiantará procurar um psicólogo ou médico, visto que esses profissionais nada podem fazer em relação a seu pecado. No máximo, recomendarão alguns remédios para mascarar seu problema real, contra o qual você lutará pelo resto da vida, dependente daquele remédio que nunca atingirá o problema de sua depressão: o pecado. Portanto, somente a confissão a Deus em sincero arrependimento trará a paz que você procura. A tristeza profunda causada por pecados escondidos não pode ser curada com remédios. Só o sincero arrependimento o salvará e curará. Nada mais.

Para todas as demais depressões, procure um médico ou psicólogo. Se você já confessou seus pecados conhecidos a Deus em sincero arrependimento e ainda permanecem em seu íntimo sintomas de tristeza excessiva, de grande angústia ou depressão, procure um médico o mais rápido possível, ainda que alguém bem-intencionado lhe diga que você não deve fazer isso. Você deve, sim. As razões para entrarmos em depressão são inúmeras. Neste capítulo, estou abordando apenas uma delas: o pecado. E, neste caso, não se faz necessário procurar um especialista; faz-se necessário apenas o arrependimento sincero em seu coração.

Em seu sofrimento, Davi levantou um clamor suplicando a graça e a misericórdia de Deus. No verso 18, Davi confessou sua maldade/sua iniquidade/seu pecado. Confessou o que guardava no coração e que, certamente, não agradava a Deus. No salmo 51, versos 1-8, vemos com mais detalhes essa súplica:

> Compadece-te de mim, ó Deus, segundo a tua benignidade; e, segundo a multidão das tuas misericórdias, apaga as minhas transgressões. Lava-me completamente da minha iniquidade e purifica-me do meu pecado. Pois eu conheço as minhas transgressões, e o meu pecado está sempre diante de mim. Pequei contra ti, contra ti somente, e fiz o que é mau perante os teus olhos, de maneira que serás tido por justo no teu falar e puro no teu julgar. Eu nasci na iniquidade e em pecado me concebeu minha mãe. Eis que te comprazes na verdade no íntimo e no recôndito me fazes conhecer a sabedoria. Purifica-me com hissopo, e ficarei limpo; lava-me, e ficarei mais alvo que a neve. Faze-me ouvir júbilo e alegria, para que exultem os ossos que esmagaste. (Sl 51.1-8)

Foi somente após essa confissão e abandono de pecado que Deus restabeleceu a saúde física, emocional e espiritual de Davi. No Salmo 32, Davi compartilhou um pouco de sua experiência em confessar o pecado e receber o perdão e a misericórdia do Senhor:

A graça na vida de Davi: quando a culpa nos derruba

Enquanto calei os meus pecados, envelheceram os meus ossos pelos meus constantes gemidos todo dia. Porque a tua mão pesava dia e noite sobre mim, e o meu vigor se tornou em sequidão de estio. Confessei-te o meu pecado e a minha iniquidade não mais ocultei. Disse: confessarei ao SENHOR as minhas transgressões; e tu perdoaste a iniquidade do meu pecado. (Sl 32.3-5)

Entenda que, sem confissão de pecado, nunca haverá alegria. O perdão dos pecados é a mais preciosa fonte de paz que o ser humano pode encontrar. Deus nos criou para vivermos em abundância. Esteja atento sempre! Não se permita ter pecados não confessados em sua vida. Aproveite agora mesmo para pensar em alguns deles que, porventura, estejam em sua vida. E confesse-os para desfrutar do alívio e da paz que só Cristo dá. O Senhor Deus garante em sua Palavra que há uma grande felicidade atrelada àquele que confessou seu pecado:

> Bem-aventurado aquele cuja iniquidade é perdoada, cujo pecado é coberto. Bem-aventurado o homem a quem o SENHOR não atribui *iniquidade e em cujo espírito não há dolo.* (Sl 32.1-2)

Você é convidado a viver essa alegria, a desfrutar da paz de entrar na casa do Pai e saber o que é descansar; o que é entrar na presença do Rei e assentar-se aos seus pés como um filho, como um coerdeiro; a tomar assento à mesa do Senhor e partilhar da alegria e dos benefícios que acompanham todos os que amam sinceramente ao Senhor.

Reflita

Esse é um caso de depressão bem peculiar. Perceba que a tristeza de Davi chegou a tal ponto que seu corpo passou a sentir dores terríveis! Qual foi a causa dessa depressão?
_____
_____
_____
_____

Quando foi que a depressão causada pelo pecado deu lugar à paz e à calma na alma de Davi?
_____
_____
_____
_____

Pecado é algo de que devemos fugir! Mas, caso você permita que ele entre em sua mente e em seu coração, o que deve fazer imediatamente para que não produza morte em sua alma?
_____
_____
_____
_____

Capítulo 11

A GRAÇA NA VIDA DE SALOMÃO:
CUIDADO COM OS PRAZERES, A FAMA E AS RIQUEZAS

> *Tudo tem o seu tempo determinado, e há tempo para todo propósito debaixo do céu: tempo de chorar e tempo de rir; tempo de prantear e tempo de saltar de alegria; tempo de espalhar pedras e tempo de ajuntar pedras.*
>
> Salomão (Ec 3.1, 4-5)

Certa vez, ouvi a história de um homem bastante pobre que ouvia a pregação de um famoso pastor em uma das capitais de nosso país. A pregação era sobre o real significado da riqueza. Segundo o pregador, riqueza nada teria a ver com dinheiro, tampouco a verdadeira felicidade dependia de riqueza. Ao final da mensagem e do culto, aquele homem pobre esperou o pastor à porta para lhe dizer que ele acreditava que dinheiro não traz felicidade, mas que gostaria de ter somente um pouco para ter certeza disso.

Embora engraçada, essa história retrata o que é o coração de todos os seres humanos. Todos nós acreditamos que a felicidade pode ser encontrada no dinheiro ou nos prazeres. Embora não reconheçamos, vamos atrás de prosperidade e conforto para encontrar alegria.

Já passou por sua cabeça que, se você tivesse um pouquinho mais de dinheiro, seria mais feliz? Já lhe passou pela cabeça que, se tivesse aquele carro, aquela casa, aquele corpo, aquela vida, seria mais feliz? Muitas pessoas (ou será que todas?) sofrem com isso. O descontentamento é um grande causador de sofrimento e morte espiritual. A falta de vida com Deus tem levado muita gente a buscar se satisfazer com toda sorte de pecado.

Se isso tudo já lhe passou pela cabeça, gostaria de refletir com você sobre a vida de um homem muitíssimo rico que, após dar a si mesmo tudo o que seu corpo e seus olhos desejaram, chegou à conclusão de que prazeres, fama e riquezas não trazem a verdadeira felicidade. Pelo contrário, trazem tristeza – e uma tristeza profunda!

Houve um homem que possuiu tudo o que quis

Salomão foi um homem muito rico. Além de rico, foi famoso, poderoso (um dos reis de Israel) e sábio. Salomão tinha tudo o que queria. Ele teve o padrão de vida que muitos hoje sonham em ter e até mesmo "se matam" para ter; tudo do bom e do melhor. Em Eclesiastes 2, Salomão nos diz, no verso 10, que possuiu tudo o que seus olhos viram e seu coração desejou. Não houve nada que ele tenha desejado e não tenha possuído. Todavia, suas palavras nos versos 1 a 11 do mesmo capítulo 2 do Livro de Eclesiastes são de um homem que provou de tudo o que a vida pode dar e descobriu, no final, que nada neste

A graça na vida de Salomão:
cuidado com os prazeres, a fama e a riqueza

mundo consegue preencher a sede de alegria e felicidade no coração do ser humano. Veja suas palavras:

> Disse comigo: vamos! Eu te provarei com a alegria; goza, pois, a felicidade; mas também isso era vaidade.
>
> Do riso, disse: é loucura; e da alegria: de que serve?
>
> Resolvi no meu coração dar-me ao vinho, regendo-me, contudo, pela sabedoria, e entregar-me à loucura, até ver o que melhor seria que fizessem os filhos dos homens debaixo do céu, durante os poucos dias da sua vida.
>
> Empreendi grandes obras; edifiquei para mim casas; plantei para mim vinhas.
>
> Fiz jardins e pomares para mim e nestes plantei árvores frutíferas de toda espécie.
>
> Fiz para mim açudes, para regar com eles o bosque em que reverdeciam as árvores.
>
> Comprei servos e servas e tive servos nascidos em casa; também possuí bois e ovelhas, mais do que possuíram todos os que antes de mim viveram em Jerusalém.
>
> Amontoei também para mim prata e ouro e tesouros de reis e de províncias; provi-me de cantores e cantoras e das delícias dos filhos dos homens: mulheres e mulheres.
>
> Engrandeci-me e sobrepujei a todos os que viveram antes de mim em Jerusalém; perseverou também comigo a minha sabedoria.
>
> Tudo quanto desejaram os meus olhos não lhes neguei, nem privei o coração de alegria alguma, pois eu me alegrava com todas as minhas fadigas, e isso era a recompensa de todas elas.

> Considerei todas as obras que fizeram as minhas mãos, como também o trabalho que eu, com fadigas, havia feito; e eis que tudo era vaidade e correr atrás do vento, e nenhum proveito havia debaixo do sol. (Ec 2.1-11)

Nesses versos, Salomão questiona-se se a luxúria e os demais prazeres mencionados geram verdadeiramente vida no coração humano. Embora essas atividades, em sua maioria, fossem moralmente aceitas em seu tempo, eram indubitavelmente corruptas, praticadas da forma como foram aos olhos de Deus. Toda a busca de Salomão revelou-se inútil e vazia. No final de toda a busca por prazer, Salomão encontrou apenas o vazio.[92]

No verso 1, ele se convida a experimentar as "coisas boas da vida", só para ver no que isso iria dar. No verso 2, Salomão já conclui antes de dar seu testemunho pessoal no verso 11. Sua conclusão é que as alegrias e os prazeres deste mundo, além de nada valerem, são loucura. Vamos ver o porquê.

No verso 3, Salomão se lança aos vinhos e às extravagâncias (sem limites para nada). No verso 4, lança-se a grandes projetos, constrói muitas casas e vinhas para si. No verso 5, conta que criou um jardim que, de tão grande, continha todo e qualquer tipo de árvore frutífera. Lembre-se de que, a essa altura da história da humanidade, a construção de jardins e pomares era um sinal de muita riqueza. No verso 6, Salomão constrói imensos, gigantescos reservatórios de água para irrigar todos os seus jardins e plantações. No ver-

---

92 Duane Garrett apud Dockery, op. cit., p. 245.

A graça na vida de Salomão: cuidado com os prazeres, a fama e a riqueza

so 7, lança-se a comprar escravos e escravas para fazerem todo o serviço para ele; e, além dessa terrível "aquisição", Salomão compra tantos bois e ovelhas que, nunca antes dele, alguém em Jerusalém possuiu tantos animais. No verso 8, Salomão vai atrás de ouro e prata. Diz-nos a história que ele foi o homem mais rico de seu tempo, que se vestia com esplendor e que possuiu todo o dinheiro suficiente para comprar tudo o que desejasse. Segundo Jesus, a glória de Salomão foi extraordinária:

> E por que andais ansiosos quanto ao vestuário? Considerai como crescem os lírios do campo: eles não trabalham, nem fiam. Eu, contudo, vos afirmo que nem Salomão, em toda a sua glória, se vestiu como qualquer deles. (Mt 6.28-29)

No mesmo verso, ele conta que comprou "cantores e cantoras", além de um harém, "a delícia dos homens" – em suas palavras, para se deliciar em prazeres. No verso 9, ele nos diz que reuniu toda a fama que pretendeu ter. Nunca um rei de Israel foi tão famoso no mundo quanto ele. No verso 10, ele conclui dizendo que nada que seus olhos tivessem desejado, ele os negou. Tudo o que seu coração desejou, Salomão cumpriu; satisfez todos os desejos de seu coração, serviu-se de toda sorte de prazeres. Salomão teve tudo o que quis.

Riqueza e felicidade são sinônimos?

E daí? Qual o resultado disso tudo? Não é exatamente isso que a maioria dos homens procura na vida? Será que Salomão terminou sua vida como um homem feliz e realizado? A resposta é: não! No verso 11, ele conclui:

> Contudo, quando avaliei tudo o que as minhas mãos haviam feito e o trabalho que eu tanto me esforçara para realizar, percebi que tudo foi inútil, foi correr atrás do vento; não há nenhum proveito no que se faz debaixo do sol. (Ec 2.11)

A grande conclusão a que Salomão chega é que a riqueza pela riqueza, o prazer pelo prazer, o sucesso pelo sucesso, isso tudo é loucura, algo inútil e sem proveito. Por que Salomão entra nessa "crise existencial depressiva" no Livro de Eclesiastes, não vendo mais razão para a vida, não vendo mais sentido em nada do que se faz "debaixo do sol"?

A razão é que até mesmo as riquezas e os prazeres não têm poder suficiente para alegrar e resolver o "problema" do ser humano. Riquezas e prazeres só distraem. Só servem para nos embriagar de nós mesmos e das coisas desta terra. Mas, definitivamente, são inúteis para saciar a alma humana.

Vê-se, claramente, a sabedoria de Salomão nestas palavras: "Contudo, quando avaliei tudo o que as minhas mãos haviam feito..." (Ec 2.11a). Em determinado momento, Salomão parou o que estava fazendo e refletiu sobre sua vida. Sem esse autoexame, nenhum ser humano é capaz de chegar às conclusões a que ele chegou. É necessário pararmos e pensarmos em nossa vida sempre que estivermos diante de aflições e tristezas. É necessário refletirmos no que possivelmente nos trouxe até o lugar em que nos encontramos. Sem essa reflexão, dificilmente conseguiremos sair do buraco no qual estamos.

Outra característica de sua sabedoria se mostra em sua percepção acerca da inutilidade dos prazeres. Não que os prazeres em si sejam inúteis. Ao contrário. Deus nos fez assim, sensíveis aos prazeres. Eles são todos bons, maravilhosos, mas têm características que precisam ser conhecidas e observadas. Se não as conhecermos, certamente usaremos esses prazeres de forma equivocada, sem desfrutar de todo o seu potencial, e arruinaremos nossas vidas em médio ou longo prazo. Prazeres como sexo, dinheiro, fama, descanso, alimentação, entre outros, possuem características de como devem ser desfrutados. Se não respeitarmos essas orientações, algum tempo depois, sofreremos as consequências de não observar as orientações da Palavra de Deus sobre eles.

Salomão é esse exemplo de ser humano que usou e desfrutou de todos os prazeres possíveis e imagináveis, mas de maneira equivocada. Por causa disso, colheu as consequências em pequeno, médio e longo prazos. O ponto positivo de Ec 2.11 é que Salomão percebeu que o que estava fazendo era correr atrás do vento. Ou seja, quando desfrutamos dos prazeres sem a orientação de Deus, desperdiçamos nossa vida, corremos atrás do vento. E, como dizia Winston Churchill, "quem semeia vento colhe tempestade".

Nossa sede por saciedade

A alma e o corpo humano precisam ser saciados. Há uma necessidade inerente a todo ser humano. Mas, sem Deus, pensamos que o dinheiro é que resolverá todos os nossos problemas.

O desejo nasce de duas fontes: daquilo que nosso corpo pede, ou seja, dos instintos naturais de todos os seres humanos, e daquilo que vemos na vida dos outros. Principalmente por causa dessa segunda fonte é que nascem as guerras. No entanto, trazendo para um contexto mais pessoal, e não nacional, é dessa segunda fonte que também vêm a frustração e a decepção em nossas vidas e famílias. Sempre que um homem assiste a um filme pornográfico, ficará com o desejo (cobiça) de ter aquele prazer desfrutado pelo personagem do filme. Ainda que nunca tivesse ouvido falar em algumas práticas sexuais, passará a desejá-las pelo simples fato de haver "descoberto" um novo prazer. Mesmo sem refletir se aquilo é pecaminoso ou não, passará a exigir isso de sua esposa. Nessas circunstâncias, muitos homens, quando não correspondidos, passam a procurar por outras pessoas que tragam satisfação à sua atual fantasia sexual. Esse é um tipo de prazer que só é procurado pelo fato de uma pessoa tê-lo visto em algum lugar, o que também é pecado.

O mesmo princípio se aplica ao dinheiro e a tudo o que pode comprar. Ao observar o que pessoas ao seu redor compram, passa a arder dentro de você o intenso desejo de ter o mesmo, ainda que nunca tivesse pensado naquilo. O desejo pelo objeto existe, mesmo que você nunca tenha dele desfrutado – existe somente pelo fato de ter visto outras pessoas desfrutando dele. assim, pois, é a cobiça. Ela nasce em nossos corações quando falta gratidão. A cobiça é o casamento que

A graça na vida de Salomão:
cuidado com os prazeres, a fama e a riqueza

fazemos entre a gratidão e o cemitério. Quando você mata a gratidão, nasce a cobiça.

Muitas pessoas pensam que Deus é contra o prazer. Seria mesmo? Seria ele tirano ao nos dizer não a certas coisas? Não penso assim. Acredito que, para o Senhor, dizer-nos não é uma prova de seu amor para conosco. Se não nos amasse, não nos exortaria. Ele nunca nos impede de vivenciar o prazer; apenas nos aconselha a não procurarmos esse prazer de maneira equivocada. Será que ele estaria fazendo-nos mal ao nos dizer *não*? Não creio. Tenho para mim que o *não* é um dom de Deus, semelhante ao *não* de um pai quando vê seu filho curioso enfiando o dedo na tomada ou se esticando para pegar uma panela quente cheia de água fervendo. Seria o *não* desse pai um ato tirano ou um ato de amor? O ato de um "estraga-prazeres" ou o sinal de um pai cuidadoso e preocupado com o melhor para seu filho, que, por ser tão pequeno, não é capaz de saber o que, de fato, é melhor para si? Pense nisso!

O Senhor Deus é o dono de todo o ouro e de toda a prata (Ag 2.8). Mas todo o ouro e toda a prata sem Deus não levam a nada — apenas à loucura e à depressão. É a essa conclusão que o homem mais sábio e rico de seu tempo chegou. Toda a sua busca pelo prazer apenas revelava a fome que havia em sua alma. O buraco existencial de Salomão o levou a "preencher-se" com tudo o que seus olhos desejassem. Comida, mulheres, construções, música, espetáculos etc. Tudo para se sentir bem, feliz e em paz. A conclusão foi a frustração.

A riqueza pela riqueza leva à depressão; o prazer pelo prazer, igualmente, leva à depressão. Cuidemo-nos para não cair nesse engano. Sejamos contentes com o que Deus nos tem dado. Quer seja muito (riquezas), quer seja pouco, louvemos ao Deus da providência sempre, pois nada tem deixado faltar a nós.

Qual a solução para essa loucura?

Qual seria, então, a solução para corações tão inquietos e que desejam ter apenas um pouco de dinheiro para ter certeza de que isso não traz felicidade?

A solução, obviamente, não é a espera pela confirmação. Não é ir atrás de seus sonhos. Não é pecar muito até descobrir que isso não é o melhor para você. Você não precisa fazer para saber. Basta crer para se ver livre de toda sedução demoníaca, que, o tempo todo, deseja destruir você com uma porção de veneno dentro de uma embalagem em que está escrito "sorvete".

Para que todo engano cesse e você alcance a paz perfeita, é necessário crer, com todo o coração, que Jesus Cristo é o melhor prazer que um ser humano pode encontrar. Não há nada que nos falte quando temos a ele. Ele é o tesouro mais precioso, a fonte de água que nunca seca, o pão que nunca se acaba. Só ele é capaz de nos alimentar a alma diariamente, fazendo com que nos sintamos plenos sempre, ainda que nos faltem outras coisas que nossa carne tanto deseje.

A fim de encontrar a paz que Salomão encontrou no final da vida, é necessário ter em Deus seu maior prazer. Foi exatamente isso que Salomão descobriu no final de sua caminhada. Você tem a Deus como seu maior prazer? Não lhe digo o único. Não o único prazer. Mas o maior! Sem dúvida, ele lhe dará muitos outros prazeres. No entanto, se ele não for o maior de todos, se não suplantar em muito os prazeres de sua alma, certamente você voltará ao pecado para encontrar o prazer que lhe falta.

Você conhece a Deus? Tem comunhão com ele diariamente? Se sua resposta é negativa, busque conhecê-lo ou conhecê-lo melhor. Leia sua belíssima Palavra, a Bíblia Sagrada, e fale com ele, uma vez que seu filho nos abriu um novo e vivo caminho (Hb 10.20: "pelo novo e vivo caminho que ele nos consagrou pelo véu, isto é, pela sua carne"). Fale com ele o tempo todo, concentrada e isoladamente (ao andar, ao dirigir, ao esperar em uma fila etc.). "Orai sem cessar", conforme nos orienta o apóstolo Paulo em 1 Tessalonicenses 5.17.

Bata e a porta há de se abrir, busque e você há de encontrar, peça e você há de receber um conhecimento de Deus que virá a fazer dele seu maior tesouro e prazer. A experiência do encontro com Deus será como a de um filho encontrando-se com seu pai ou sua mãe depois de muito tempo perdido; será uma sensação de alívio e paz, de segurança e prazer! Não perca tempo. Não se deixe enganar. Não ceda às mentiras sedutoras de Satanás. Não olhe para trás. Cristo está diante de nós e nos convida a encontrar descanso para nossas almas e paz para nossos corações. Só nele encontramos verdadeiro prazer.

> Pedi, e dar-se-vos-á; buscai e achareis; batei, e abrir-se-vos-á. Pois todo o que pede recebe; o que busca encontra; e, a quem bate, abrir-se-lhe-á. Ou qual dentre vós é o homem que, se porventura o filho lhe pedir pão, lhe dará pedra?

Ou, se lhe pedir um peixe, lhe dará uma cobra? Ora, se vós, que sois maus, sabeis dar boas dádivas aos vossos filhos, quanto mais vosso Pai, que está nos céus, dará boas coisas aos que lhe pedirem! (Mt 7.7-11)

Reflita

Mais uma vez, estamos diante de um caso em que o personagem imaginou ser possível alcançar felicidade por meio de realizações pessoais, dinheiro e mulheres. Você também já pensou assim? O que você pensou ter que o tornaria mais feliz (constatando, em seguida, que tal coisa não resolveu seu problema)?

_____
_____
_____
_____

Qual foram os pensamentos e as atitudes de Salomão em busca de felicidade?

_____
_____
_____
_____

A graça na vida de Salomão: cuidado com os prazeres, a fama e a riqueza

A alma humana precisa ser saciada. Estamos em busca de coisas para saciá-la o tempo todo. O que Salomão nos ensina com o livro de Eclesiastes sobre a única fonte de saciedade perfeita para a alma humana?

_____
_____
_____
_____
_____

Capítulo 12

A GRAÇA NA VIDA DE ELIAS:
O CUIDADO AMOROSO SOBRE O DESESPERO DEPRESSIVO

> *Ele mesmo, porém, se foi ao deserto, caminho de um dia, e veio, e se assentou debaixo de um zimbro; e pediu para si a morte e disse: Basta; toma agora, ó Senhor, a minha alma, pois não sou melhor do que meus pais.*
>
> Elias (1Reis 19.4)

A história de Elias é surpreendente. Nela, encontramos um paralelo perfeito entre o que chamamos de depressão em nosso tempo e o que alguns dos homens de Deus viveram na história bíblica. Em 1Rs 19, a história de Elias nos é descortinada no ápice de sua crise emocional, e o que vemos é o coração de um homem santo, um homem que andou com Deus, um homem que veio de uma família extremamente humilde e desconhecida, e que se tornou um servo tremendamente usado por Deus, o qual, apesar de toda a consagração, experimentou um dos mais terríveis quadros de depressão na Sagrada Escritura. Veja o que diz a Palavra de Deus:

Acabe fez saber a Jezabel tudo quanto Elias havia feito e como matara todos os profetas à espada.

Então, Jezabel mandou um mensageiro a Elias a dizer-lhe: Façam-me os deuses como lhes aprouver se amanhã a estas horas não fizer eu à tua vida como fizeste a cada um deles.

Temendo, pois, Elias levantou-se, e, para salvar sua vida, se foi, e chegou a Berseba, que pertence a Judá; e ali deixou o seu moço.

Ele mesmo, porém, se foi ao deserto, caminho de um dia, e veio, e se assentou debaixo de um zimbro; e pediu para si a morte e disse: Basta; toma agora, ó Senhor, a minha alma, pois não sou melhor do que meus pais.

Deitou-se e dormiu debaixo do zimbro; eis que um anjo o tocou e lhe disse: Levanta-te e come. Olhou e viu, junto à cabeceira, um pão cozido sobre pedras em brasa e uma botija de água. Comeu, bebeu e tornou a dormir. Voltou uma segunda vez o anjo do Senhor, tocou-o e lhe disse: Levanta-te e come, porque o caminho te será sobremodo longo. Levantou-se, pois, comeu e bebeu; e, com a força daquela comida, caminhou quarenta dias e quarenta noites até Horebe, o monte de Deus.

Ali, entrou numa caverna, onde passou a noite; e eis que lhe veio a palavra do Senhor e lhe disse: Que fazes aqui, Elias?

Ele respondeu: Tenho sido zeloso pelo Senhor, Deus dos Exércitos, porque os filhos de Israel deixaram a tua aliança, derribaram os teus altares e mataram os teus profetas à espada; e eu fiquei só, e procuram tirar-me a vida.

A graça na vida de Elias:
o cuidado amoroso em relação ao desespero depressivo

> Disse-lhe Deus: Sai e põe-te neste monte perante o Senhor. Eis que passava o Senhor; e um grande e forte vento fendia os montes e despedaçava as penhas diante do Senhor, porém o Senhor não estava no vento; depois do vento, um terremoto, mas o Senhor não estava no terremoto; depois do terremoto, um fogo, mas o Senhor não estava no fogo; e, depois do fogo, um cicio tranquilo e suave. Ouvindo-o Elias, envolveu o rosto no seu manto e, saindo, pôs-se à entrada da caverna. Eis que lhe veio uma voz e lhe disse: Que fazes aqui, Elias?
>
> Ele respondeu: Tenho sido em extremo zeloso pelo Senhor, Deus dos Exércitos, porque os filhos de Israel deixaram a tua aliança, derribaram os teus altares e mataram os teus profetas à espada; e eu fiquei só, e procuram tirar-me a vida.
>
> Disse-lhe o Senhor: Vai, volta ao teu caminho para o deserto de Damasco e, em chegando lá, unge a Hazael rei sobre a Síria. A Jeú, filho de Ninsi, ungirás rei sobre Israel e também Eliseu, filho de Safate, de Abel-Meolá, ungirás profeta em teu lugar. Quem escapar à espada de Hazael, Jeú o matará; quem escapar à espada de Jeú, Eliseu o matará. Também conservei em Israel sete mil, todos os joelhos que não se dobraram a Baal, e toda boca que o não beijou.
> (1Rs 19.1-18)

Elias era um tesbita que chegou aonde nenhum outro de sua terra jamais havia chegado. Não conhecemos a história de nenhum outro morador de Tisbé, cidade de Naftali (ou de

Gileade).⁹³ De um vilarejo pequeno e desconhecido, de uma família igualmente inexpressiva no contexto mundial, Deus levantou um homem para ser sua boca no dias de Acabe, o pior rei de Israel. E foi justamente o rei Acabe que contou à sua esposa, Jezabel, "filha de Etbaal, rei dos sidônios" (1Rs 16.31) tudo o que Elias, o tesbita, havia feito aos profetas de Baal. O pai de Jezabel era também sacerdote do falso deus Baal em Tiro e Sidom. O casamento dela com Acabe, rei de Israel, fora uma jogada política que serviu para ratificar uma aliança entre Tiro e Israel. Quando veio morar entre os israelitas, Jezabel continuou a adorar seu deus, Baal, levando consigo vários sacerdotes que, uma vez em Israel, atuavam com muito afinco, seduzindo quase todo o povo a se desviar da Palavra de Deus.⁹⁴

Um dos eventos mais conhecidos da Bíblia envolveu exatamente os profetas de Baal, a rainha Jezabel, o rei Acabe e Elias. O ponto alto dessa história bem conhecida é 1Rs 18.36-41:

> No devido tempo, para se apresentar a oferta de manjares, aproximou-se o profeta Elias e disse: Ó Senhor, Deus de Abraão, de Isaque e de Israel, fique, hoje, sabido que tu és Deus em Israel, e que eu sou teu servo e que, segundo a tua Palavra, fiz todas estas coisas.
>
> Responde-me, Senhor, responde-me, para que este povo saiba que tu, Senhor, és Deus e que a ti fizeste retroceder o coração deles.

---

93 Werner Kaschel e Rudi Zimmer, *Dicionário da Bíblia de Almeida*. 2 ed. Sociedade Bíblica do Brasil, 1999.
94 M. Beeching, "Jezebel" (ed.). D. R. W. Wood et al., *New Bible dictionary*. Leicester, England: Downers Grove, IL: InterVarsity Press, 1996, p. 587.

A graça na vida de Elias:
o cuidado amoroso em relação ao desespero depressivo

> Então, caiu fogo do Senhor, e consumiu o holocausto, e a lenha, e as pedras, e a terra, e ainda lambeu a água que estava no rego. O que vendo todo o povo, caiu de rosto em terra e disse: O Senhor é Deus! O Senhor é Deus! Disse-lhes Elias: Lançai mão dos profetas de Baal, que nem um deles escape. Lançaram mão deles; e Elias os fez descer ao ribeiro de Quisom e ali os matou. Então, disse Elias a Acabe: Sobe, come e bebe, porque já se ouve ruído de abundante chuva. (1Rs 18.36-41)

E foi exatamente esse evento que Acabe levou ao conhecimento de Jezabel (1Rs 19.1). Obviamente, isso trouxe grande ira ao seu coração, o que acabou levando-a a prometer matá-lo em breve. E é aqui que a depressão de Elias parece ter começado.

Havia, sem sombra de dúvida, uma expectativa no coração de Elias por reconhecimento da parte dos reis. Diante de tamanho feito perante os falsos profetas do falso deus Baal, o mínimo que se esperava era o mesmo reconhecimento que o povo lhe deu. De alguma maneira, Elias esperou que Acabe e Jezabel se curvassem diante do poder de Deus e também clamasse junto com o povo: "O Senhor é Deus!". Mas não foi isso que aconteceu. Em vez de reconhecimento, houve promessa de assassinato. Jezabel prometeu que faria com Elias o mesmo que ele fizera com os profetas de seu deus.

Você já deve ter-se sentido assim em algum momento da vida. Momentos de frustração e de decepção. Momentos em que o mundo parece cair em sua cabeça, em que você fica a olhar para o horizonte, para o nada, tentando entender o que aconteceu, pois tudo parecia levar a uma outra direção. Elias estava nessa situação em 1Rs 19.

Quando soube das palavras de Jezabel: "Façam-me os deuses como lhes aprouver se amanhã a estas horas não fizer eu à tua vida como fizeste a cada um deles", Elias se levantou e fugiu para Berseba, que ficava em Judá, mais ao sul de onde estava. Dali, passou a caminhar deserto adentro, pela distância de um dia, aproximadamente sessenta ou setenta quilômetros. Achando um zimbro, sentou-se a seus pés. O zimbro é uma árvore que atinge de um a três metros de altura, com folhas curtas e espinhosas que raramente caem. Elias descansou sob a sombra dessa árvore enquanto pensava em Jezabel e em tudo o que havia acontecido. E é aqui que Elias desenvolve os principais sintomas de sua depressão. Suas primeiras palavras para Deus foram pedindo por sua morte: "Basta; toma agora, ó Senhor, a minha alma, pois não sou melhor do que meus pais", ou seja, mate-me agora mesmo, pois sou tão pecador quanto todos os que viveram antes de mim nesta nação. E, ao dizer isso, dormiu, provavelmente muito cansado de sua longa viagem. Aqui vemos a primeira coisa que Deus faz com Elias.

Cuidado, e não confrontação!

A primeira reação de Deus para com Elias não foi confrontar seu pecado, atirando-lhe na face o erro. Deus é sábio e agiu de um modo que é sua marca: amorosamente. Diante de qualquer situação, Deus nunca deixa de agir amorosamente – e

A graça na vida de Elias:
o cuidado amoroso em relação ao desespero depressivo

todos os conselheiros bíblicos precisam aprender com Deus a agir assim também.

Deus envia um anjo para cuidar de Elias. Esse anjo o tocou, o chamou para se levantar e comer. De onde veio a comida? Elias estava sozinho no deserto: naquele momento, só ele e o anjo. Teria sido o anjo o responsável pelo prato preparado? Ou o alimento preparado para Elias teria surgido miraculosamente do nada? O fato é que não houve confrontação de pecado diante da depressão de Elias, mas uma demonstração tenra e amorosa de preocupação pelo estado físico daquele homem que havia caminhado muito sem comer nada. Deus cuidou de Elias, certamente enviando-lhe boa alimentação.

Após Elias comer e beber do que Deus lhe dera, voltou a dormir. Devia ser grande seu cansaço. Imagine a cena. Mais uma vez, o anjo o tocou e chamou para se levantar e comer, pois ainda teria de percorrer um longo caminho. Elias obedeceu à voz de Deus, levantou-se, comeu e bebeu. Depois disso, Elias, de forma impressionante, prosseguiu em sua viagem por mais quarenta dias até chegar ao Monte Horebe, também chamado de "Monte de Deus" ou Monte Sinai.

É interessante notar que, em meio à depressão, Deus não permitiu que Elias parasse, deitasse e deixasse de se alimentar. Em nosso tempo, os que sofrem de depressão devem observar o agir de Elias em obediência às orientações de Deus. Se fizesse o que ia em seu próprio coração, Elias teria deitado debaixo daquele zimbro no meio do deserto, a aproximadamente setenta quilômetros de Berseba, teria ficado ali secando, emagrecendo e olhando para o horizonte, à espera da morte.

Deus tratou de Elias assim como pode tratar de você. Ouça-o e vá atrás de todas as possibilidades de ajudar seu corpo, mente e espírito, para não ceder aos impulsos de seu corpo.

Após obedecer a tudo o que Deus determinou que fizesse, Elias entrou em uma das inúmeras cavernas existentes no Monte Horebe. Ali, passou a noite. Ali também, ouviu a voz de Deus dizendo a ele: "Que fazes aqui, Elias?" E sua resposta foi: "Tenho sido zeloso pelo Senhor, Deus dos Exércitos, porque os filhos de Israel deixaram a tua aliança, derribaram os teus altares e mataram os teus profetas à espada; e eu fiquei só, e procuram tirar-me a vida". Em resposta à voz de Deus, Elias apresentou seu lamento. Não foi uma murmuração, mas um lamento legítimo, uma oração agradável a Deus. Ela escondia a ignorância de Elias quanto aos demais profetas do Senhor, que ainda estavam vivos, embora Elias não o soubesse. Seu lamento e sua tristeza são pela morte dos profetas e também por sua morte iminente. Além disso, o primeiro motivo de tristeza de Elias foi o fato de os filhos de Israel terem deixado a aliança.

Elias amava Deus e confiava nele com todo o seu coração. Sua tristeza tinha várias razões, e o Senhor não o confrontou com relação aos pecados relacionados às suas motivações e às suas palavras. Antes, Deus o ouviu com atenção e amor, após cuidar de Elias. Deus está sempre presente, ainda que silenciosamente, cuidando dos seus.

A resposta de Deus às aflições de Elias

Em resposta à lamentação de Elias, o Senhor disse: "Sai e põe-te neste monte perante o Senhor". Deus queria encontrar-se

A graça na vida de Elias:
o cuidado amoroso em relação ao desespero depressivo

com Elias e ensinar-lhe uma lição. Aqui, encontro uma das inúmeras passagens belas da Bíblia, uma das revelações do próprio Deus sobre si expostas de forma incomparável:

> Eis que passava o Senhor; e um grande e forte vento fendia os montes e despedaçava as penhas diante do Senhor, porém o Senhor não estava no vento; depois do vento, um terremoto, mas o Senhor não estava no terremoto; depois do terremoto, um fogo, mas o Senhor não estava no fogo; e, depois do fogo, um cicio tranquilo e suave. Ouvindo-o Elias, envolveu o rosto no seu manto e, saindo, pôs-se à entrada da caverna. Eis que lhe veio uma voz e lhe disse: Que fazes aqui, Elias? Ele respondeu: Tenho sido em extremo zeloso pelo Senhor, Deus dos Exércitos, porque os filhos de Israel deixaram a tua aliança, derribaram os teus altares e mataram os teus profetas à espada; e eu fiquei só, e procuram tirar-me a vida. Disse-lhe o Senhor: Vai, volta ao teu caminho para o deserto de Damasco e, em chegando lá, unge a Hazael rei sobre a Síria. A Jeú, filho de Ninsi, ungirás rei sobre Israel e também Eliseu, filho de Safate, de Abel-Meolá, ungirás profeta em teu lugar. Quem escapar à espada de Hazael, Jeú o matará; quem escapar à espada de Jeú, Eliseu o matará. Também conservei em Israel sete mil, todos os joelhos que não se dobraram a Baal, e toda boca que o não beijou. (1Rs 19.11-18)

"Eis que passava o Senhor...", é assim que o texto começa. Deus não se esconde quando um filho passa por angústia. Ele não se isenta nem se ausenta, mas tão somente revela-se! Não foi por meio de fortes ventos que batiam contra o Monte Horebe fazendo rochas se despedaçarem que o Senhor se revelou. Não foi por meio de um poderoso terremoto que aconteceu imediatamente após o furacão que o Senhor falou com Elias. Não foi por meio do fogo que se acendeu durante o terremoto e durou algum tempo que o Senhor Deus se revelou ao profeta. Após o barulho e a força da natureza (que bem poderiam ser uma disciplina, embora não tenham sido), Deus vem e se revela a seu modo, através de um cicio tranquilo e suave.

O cicio é um leve sopro, suave, como o barulho das folhas quando se passa o arado sobre elas. Foi assim que o Senhor se revelou, na calma, quase no sussurro, por meio de sons tranquilos e calmos. Elias precisava desse tratamento. Contato com o próprio Deus, alimentado de modo cuidadoso, com descanso (Elias dorme em várias ocasiões), e, por fim, a direção que vem dos sons tranquilos por meio dos quais Deus fala com Elias, e suas palavras são: "Que fazes aqui, Elias?". Elias não tem o que dizer, por isso repete o que já dissera: "Tenho sido em extremo zeloso pelo Senhor, Deus dos Exércitos, porque os filhos de Israel deixaram a tua aliança, derribaram os teus altares e mataram os teus profetas à espada; e eu fiquei só, e procuram tirar-me a vida". Ou seja, Elias desconhece a verdade e remói uma mentira. Deus, então, apresenta-lhe a verdade de que ele não estava sozinho: "Conservei em Israel sete mil, todos os joelhos que não se dobraram a Baal, e toda boca que o não beijou". Além disso, o Senhor Deus deu uma tarefa para Elias, ordenando-lhe que ungisse um novo rei na Síria, um novo rei sobre Israel, também um profeta que ficaria em seu

A graça na vida de Elias:
o cuidado amoroso em relação ao desespero depressivo

lugar, pois Deus não ouviria seu pedido para morrer. Elias não morreria, jamais! O próprio Deus o levaria sem experimentar a morte para o céu. Mas antes deveria trabalhar.

Com sua experiência, aprendemos que uma depressão nem sempre deve ser tratada com confrontação. Houve, sim, da parte de Deus, a disposição de falar, ajudar, orientar, mas não vemos a motivação para confrontar rude e duramente Elias. O Senhor Deus é zeloso em cuidar de seu servo e o faz de modo calmo e tranquilo. Silenciosamente, sempre presente, Deus cuidou de Elias e dispensou sobre ele a graça e a força necessárias para que ele passasse pelo vale da aflição.

Com você e comigo, não se passa de outra forma. Todos nós estamos sujeitos a passar por situações de frustração, decepção e depressão. Muitas são as ocasiões em que nosso coração tem certa expectativa e acaba sendo frustrado. A decepção sempre nos chateia, e a chateação, se não for tratada, leva à depressão. A depressão de Elias foi tratada do modo como você viu nos parágrafos anteriores.

Se a depressão chegar em sua vida, não se esqueça: ela nem sempre é fruto de demônio ou pecado; algumas vezes, é consequência de uma doença física. Acredito que a depressão de Elias tenha sido física, decorrente de expectativas não alcançadas que acabaram se desenvolvendo psicossomaticamente em uma doença. É muito difícil compreender a depressão, pois ela tem ligação com aspectos complicadíssimos de nossa mente e de nossa alma. No entanto, nunca se deve esquecer que se trata de uma doença que precisa ser tratada. E nunca se deve esquecer de Deus no processo de tratamento.

Não restam dúvidas de que a depressão em Elias começou quando ele tirou os olhos de Deus, colocando-os nas circunstâncias de seu tempo. Muitos casos de depressão em nosso tempo, embora apresentem um pano de fundo completamente diferente do de Elias, têm os mesmos motivos. Se você é amigo de alguém que está em depressão, aprenda com o Senhor o modo de tratar seu amigo. Vá até ele, não o deixe só. No momento em que Elias mais precisava de amigos, fugiu para uma caverna, mas Deus foi encontrá-lo lá, não para confrontá-lo ou empurrá-lo mais para baixo, mas para tratá-lo com amor, paciência e eficiência.

Ouça seu amigo, assim como Deus ouviu Elias e disse: "Que fazes aqui, Elias?". Deus não sabia o que Elias fazia ali? É óbvio que sabia, mas queria ouvi-lo falar, ainda que fossem algumas palavras sem sentido. Ouça! Ouça!!! Um bom conselheiro é alguém que ouve, mesmo já sabendo o que será dito.

Agora, se é você quem está passando pela aflição da depressão, veja as pistas que Deus apresenta e siga-as. Dê os passos em direção a alguém com quem possa falar, não pare, não se afunde em uma cama à espera da morte. Siga adiante e não pare por nada. Deus estará a seu lado, silenciosamente, sempre presente, dando-lhe força e graça se você buscá-lo com todo o seu coração. Trate-se, mas não se esqueça do Senhor.

E que todos nós louvemos a Deus pela bondade e a paciência demonstradas no tratamento de Elias. Louvemos a Deus por seu modo impressionante de agir diante do sofrimento humano. Glória a Deus!

**A graça na vida de Elias:
o cuidado amoroso em relação ao desespero depressivo**

Reflita

O que levou Elias a se sentar debaixo de um zimbro e pedir a própria morte?

_____
_____
_____
_____
_____

Como foi que Deus se apresentou para cuidar de Elias?

_____
_____
_____
_____

O que Deus fez com Elias para não deixá-lo entrar em depressão?

_____
_____
_____
_____
_____

Capítulo 13

A GRAÇA NA VIDA DOS DISCÍPULOS DE ELISEU:
UM MACHADO EMPRESTADO E A MARAVILHOSA GRAÇA

> *Mas o Senhor dos Exércitos tomará a seu cuidado o rebanho.*
> Zacarias (Zc 10.3)

Imagine a seguinte situação. Uma senhora marca um aconselhamento com seu pastor e, após apresentar todos os seus problemas, encerra pedindo desculpas por tê-lo feito perder seu tempo ouvindo aquela história. Antes que o pastor diga alguma coisa, a mulher continua afirmando que não irá incomodar mais nem mesmo a Deus, visto que o Senhor tem muitos outros problemas para cuidar, e que o problema dela é muito pequeno para justificar que o Senhor lhe dedique alguma atenção.

Muitas pessoas pensam exatamente assim. Imaginam que seus problemas nunca deveriam ser levados a Deus. Pensam que irão "incomodar" a Deus apenas no dia em que tiverem um problema realmente grande. Por causa disso, deixam de experimentar o cuidado do Senhor nas pequenas coisas, como se ele fosse um funcionário público tão atarefado com os problemas da sociedade que não tivesse tempo para se dedicar aos problemas daquela simples cidadã.

Isso revela mau conhecimento de quem Deus é. Na verdade, revela o conhecimento extremamente tacanho e limitado que alguém possa ter de Deus. Quando se faz de Deus alguém como nós, limitado como nós, cria-se alguém em quem dificilmente acreditaremos nos momentos de aflição. Por isso, toda ideia sobre Deus que não esteja firmemente construída nas Escrituras é perigosa. Quando temos "certezas" em nossa mente que não estão na Sagrada Escritura, pecamos por criarmos outro Deus, bem diferente daquele da Escritura. Pensar que Deus é ocupado apenas com os grandes problemas da humanidade, e não com suas pequenas tribulações, é criar um deus diferente daquele que a Palavra revela, representando um tipo de idolatria. Vejo que cabe aqui o seguinte mandamento:

Não terás outros deuses diante de mim.
(Deuteronômio 5.7)

Será que Deus está atento aos mínimos detalhes que se passam em sua vida? Você já vivenciou situações em que se sentiu tentado a pensar que Deus não estaria preocupado em resolver os problemas que você considera pequenos? Algumas vezes, acomete-nos a seguinte dúvida: como Deus é tão grande, será que se preocuparia com fatos tão pequenos do dia a dia?

A graça na vida dos discípulos de Eliseu: um machado emprestado e a maravilhosa graça

Será que Deus se importa com você?

O fato é que Deus se importa, sim. É ele quem rege o universo e se preocupa com sua saúde. É ele quem sustenta o planeta em seu eixo e imprime sua velocidade, também sustentando sua família. Deus, por ser Deus, está atento a tudo. Deus é soberano! Não há um segundo sequer na história de sua vida em que Deus esteja dormindo ou cochilando (Sl 121). Ele esteve, está e estará sempre presente em sua vida e atento a tudo. Mesmo naqueles momentos e naquelas situações em que você e eu nos sentimos tentados a pensar que o Senhor, por ser grande demais, não está preocupado conosco.

Não interessa se aquilo é pequeno ou grande para nós, isso não faz diferença para Deus. Para alguém infinito, as medidas que são próprias dos seres humanos são inúteis. Ele simplesmente não conhece o que é pequeno ou grande. Nós, sim, conhecemos. Aquilo que nos é natural e que nos causa medo ou apreensão não passa de um sopro para Deus. Tudo é resolvido pela sua Palavra poderosa. Para ele, o *sobre*natural é natural.

Para Deus, não existem situações menos ou mais difíceis. Ele nunca é pego de surpresa. Todo e qualquer detalhe em sua vida passa pelo olhar de Deus. Em sua soberania, Deus está sempre presente em sua vida, seja nas situações importantes, seja nas situações triviais, aquelas que pertencem ao dia a dia. Deus sempre está presente.

Quando o pequeno e desconhecido é grande e importante para o Senhor

No segundo livro de Reis, dos capítulos 5 a 7, Deus está claramente cuidando da nação de Israel. A atenção e o cuidado de Deus sobre a nação são evidentes. Eliseu continuamente aconselha o Rei de Israel sobre os planos militares da Síria. As palavras de Eliseu salvaram o rei de Israel e a própria nação por várias vezes (2Rs 6.10). Além disso, encontramos também a relação do Senhor com Naamã, que se cura de uma lepra. Naamã era alguém famoso e muito respeitado. Era o comandante do exército do rei da Síria e "um grande homem diante do seu senhor e de muito confeito, porque por ele o Senhor dera vitória à Síria; era ele herói de guerra, porém leproso". Veja que esses textos não tratam de pessoas comuns, mas daquelas (e daquilo) que dizem respeito ao conhecimento público.

Aparentemente, Deus lida apenas com questões "grandiosas". Mas não. O que vemos no "miolo" dessa porção da Escritura é exatamente o oposto àquilo que muitos pensam ser a "regra". Deus não lida apenas com questões grandiosas; ele não está concentrado em socorrer apenas grandes problemas, grandes causas e que lhe tragam grande glória. Mais uma vez, o que é grande para nós o é apenas para nós. Não para ele. Uma prova disso é o texto a seguir. Diante da revelação do que o Senhor estava fazendo pela nação e pelos líderes dela, vemos uma revelação do que o Senhor fez por alguém que nem mesmo o nome ficamos sabendo. É em meio a palavras referentes a acontecimentos internacionais que a Bíblia nos fala da compaixão de Deus por um indivíduo totalmente desconhecido.[95] Veja a história:

---

95 Lawrence O. Richards, *The Bible Reader's Companion*. Wheaton: Victor Books, 1991, p. 247.

A graça na vida dos discípulos de Eliseu: um machado emprestado e a maravilhosa graça

> Disseram os discípulos dos profetas a Eliseu: Eis que o lugar em que habitamos contigo é estreito demais para nós. Vamos, pois, até ao Jordão, tomemos de lá cada um de nós uma viga, e construamos um lugar em que habitemos. Respondeu ele: Ide.
> Disse um: Serve-te de ires com os teus servos. Ele tornou: Eu irei.
> E foi com eles. Chegados ao Jordão, cortaram madeira. Sucedeu que, enquanto um deles derribava um tronco, o machado caiu na água; ele gritou e disse: Ai! Meu senhor! Porque era emprestado.
> Perguntou o homem de Deus: Onde caiu? Mostrou-lhe ele o lugar. Então, Eliseu cortou um pau, e lançou-o ali, e fez flutuar o ferro, e disse: Levanta-o. Estendeu ele a mão e o tomou. (2Rs 6.1-7)

Havia uma escola de profetas. O número de discípulos havia crescido muito e já eram tantos que não cabiam mais nas dependências da escola. A escola dos profetas em Jericó havia superado suas instalações. Quando Eliseu novamente visitou a cidade, os alunos lhe propuseram que uma nova construção fosse feita. Decidiram, então, ir às margens do rio Jordão para arrumar madeira e, assim, ampliar a escola de profetas. Para tanto, falaram com seu mestre, o profeta Eliseu. O profeta os autorizou a ir. Contudo, insistiram que ele fosse junto, e ele foi.

Enquanto alguns teólogos entendem que se tratava apenas de uma ampliação nas atuais instalações, outros sugerem que eles desejavam erigir uma nova construção, a poucos quilômetros de Jericó, perto do Jordão. Lá, havia árvores disponíveis em abundância para esse fim. Uma vez lá, enquanto cortavam as árvores, o ferro de um dos machados caiu no rio. O discípulo ficou desesperado, pois o machado era emprestado. Em Israel, naquela época, os machados eram ferramentas muito caras, e um discípulo de profeta jamais teria como adquirir um. Aquele discípulo sabia que teria de trabalhar como escravo para o dono do machado até conseguir pagar um semelhante ao seu dono. Por isso desesperou-se.

No verso 6, Eliseu pergunta ao jovem onde o machado caiu. Apontado o local, Eliseu lança um pequeno pedaço de galho e, de modo sobrenatural, o ferro do machado sobe e passa a flutuar nas águas do rio. Eliseu, então, exclama: "Pegue-o!". E o jovem, antes desesperado e sem esperança, estica o braço e pega o machado.[96] Enquanto alguns naturalistas buscam explicações empiricamente comprováveis para esse fenômeno, o fato de encontrar lugar na Revelação atesta seu caráter sobrenatural. Embora argumentem que talvez Eliseu tenha usado um galho muito grande para apanhar o ferro do machado no fundo do rio, não fosse esse evento sobrenatural, certamente não ocuparia espaço na Revelação.[97]

No entanto, a despeito da tentativa de se desviar o foco do texto com a tentativa de explicar a relação entre o galho lançado por Eliseu e o machado que flutuou, devemos concentrar-nos naquilo que a revelação realmente deseja nos mostrar.

---

96 James Smith, *The Books of History: Old Testament Survey Series*. Joplin: College Press, 1995, 2 Rs 6:1-7.
97 G. Rawlinson, *II Kings. The Pulpit Commentary*. New York: Funk and Wagnalls, 1909, p. 120.

A graça na vida dos discípulos de Eliseu: um machado emprestado e a maravilhosa graça

O foco do texto não é o machado, muito menos o galho. O foco do texto é aquele garoto e, em contrapartida, o próprio Deus. Assim, o texto deseja ensinar-nos algo sobre Deus e o garoto. Chamo-o de garoto porque, naquela época, os jovens iam muito cedo para as escolas de profetas. Provavelmente, o caso dele não era diferente.

Um desconhecido. Como muitos em nosso tempo. Como muitos que amam e adoram a Deus. Talvez você mesmo, que agora me lê, talvez se reconheça nesse garoto. Talvez você seja alguém mundial ou nacionalmente desconhecido. Alguém para quem os holofotes da fama não se acenderam e, provavelmente, nunca se acenderão. E então? Deus trata pessoas como você, como esse garoto e a tantos outros "desconhecidos" de forma diferente daqueles que são mais conhecidos? É óbvio que não. E o texto que lemos há pouco deixa isso bem claro. Não é à toa que a revelação apresenta esse episódio em meio a outros "grandiosos" e internacionais. A revelação está nos mostrando que Deus não está atento apenas a grandes coisas, mas também àquilo que, para nós, são pequenas coisas. O fato de ele ter dado atenção ao problema daquele jovem destaca apenas sua misericórdia.

Deus não está preocupado em revelar como ouve as orações do profeta Eliseu. Ele não precisaria desse texto para nos revelar isso. Também não está desatento aos detalhes de sua Revelação, ao permitir que o escritor bíblico colocasse nesse texto algo de sua própria cabeça que fosse descartado, diante de episódios mais "grandiosos". Sem dúvida, para Deus, não existe diferença entre cuidar de uma nação, de uma igreja ou de um planeta inteiro e cuidar de sua vida, nas coisas mais triviais e pequenas que existam.

Para Deus, não existem fatos ou vidas sem importância

Essa história aparece na Bíblia de uma forma que passa quase despercebida. Parece inútil e sem relevância diante do conteúdo maravilhoso do segundo livro dos Reis. Nesse livro, vemos Deus contando a história dos reis de Israel, de seus grandes feitos, do poderoso agir do Senhor no cuidado da nação escolhida, saciando a fome de seu povo, fazendo milagres e prodígios em favor daquela nação. Vemos Deus sempre agindo e executando seus poderosos feitos diante das nações. Então, quando vemos a narrativa de 2Rs 6.1-7, precisamos entender o que o Espírito Santo quer nos comunicar com essa história do machado que caiu no rio. Não precisava constar na Bíblia. Era um simples machado de um simples "seminarista" desesperado.

Como essa, muitas outras histórias que estão na Sagrada Escritura não precisariam estar lá. São histórias de pessoas depressivas, abatidas ou desesperadas. Não encontramos apenas pessoas vitoriosas. Não encontramos apenas pessoas perfeitas vivendo dias perfeitos. A Bíblia não é um livro sobre gente perfeita vivendo em um mundo ideal. Antes, é um livro real, que trata do ser humano da forma mais nua e crua possível. Muitas vezes, até nos assustamos com o nível de sinceridade apresentado na Escritura. E, com certeza, cada detalhe da revelação foi pensado e deliberado antes de ser inspirado e escrito pela pena do escritor.

A graça na vida dos discípulos de Eliseu: um machado emprestado e a maravilhosa graça

Deus não quis apenas mostrar sua atenção às situações simples da vida, mas também demonstrar que, para ele, não há diferença entre o que acontece no universo e o que acontecerá em sua vida, na tarde da próxima segunda-feira. Assim, Deus vai-nos revelando o escândalo de seu amor e graça, totalmente diferentes de tudo que possamos encontrar neste mundo. O amor de Deus por sua vida é maior do que o universo.

Deus cuida igualmente do universo e de você

Aprendemos que o mesmo Deus que está atento às decisões internacionais, aos problemas mundiais, que controla o mundo e tudo o que nele se passa (*desde um pardal que cai morto em terra até o controle dos fios de cabelo de nossa cabeça* – Mt 10.29-31) é o mesmo que se preocupa com os detalhes de nossa vida. Por mais simples que sejam, Deus está atento a tudo.

> Não se vendem dois pardais por um asse? E nenhum deles cairá em terra sem o consentimento de vosso Pai. E, quanto a vós outros, até os cabelos todos da cabeça estão contados.
> Não temais, pois! Bem mais valeis vós do que muitos pardais. Mt 10.29-31

Essas palavras de Jesus podem muito bem ser comprovadas no caso do machado que caiu no rio. Nele, Deus demonstrou sua preocupação em prover cada detalhe da vida de seus filhos. O Senhor demonstra zelo pelo bem-estar de seus fiéis.

Esse é, portanto, outro tema bem presente na Palavra de Deus. Chega a ser impressionante quanto Deus sente prazer em abençoar aqueles que são seus. Mesmo aqueles que não possuem uma vida de comunhão com ele, pessoas que vivem vários dias sem se importar com a santidade em sua vida, que não se importam em viver de um modo que agrade e glorifique a Deus. Mesmo no caso dessas pessoas, Deus continua a derramar sua providência e seu cuidado.

> *Ouvistes que foi dito: Amarás o teu próximo e odiarás o teu inimigo. Eu, porém, vos digo: amai os vossos inimigos e orai pelos que vos perseguem; para que vos torneis filhos do vosso Pai celeste,* **porque ele faz nascer o seu sol sobre maus e bons, e vir chuvas sobre justos e injustos.** (Mt 5.43-45)

Atente, sobretudo, para as últimas palavras dessa passagem. Até mesmo sobre maus e injustos, Deus faz levantar o sol e faz vir a chuva. Essas providências sobre pessoas que não o temem nem o amam nos revelam um pouco sobre o caráter desse Deus. Ele está sempre atento, pronto a perdoar, a amar e a abençoar. E é por isso que a história do machado não pode ser esquecida nem passar despercebida, pois revela o caráter de Deus. Nós nem mesmo sabemos o nome desse garoto com quem Deus se importou. Sua história poderia ter passado totalmente despercebida. Mas, assim como Deus se importa com os mínimos detalhes de sua vida, Deus também se importou com a vida daquele jovem.[98]

Muitas outras histórias certamente passaram despercebidas. Histórias incríveis do agir de Deus. Histórias

---

98 Wiersbe, op. cit., 2 Rs 6:1-7.

A graça na vida dos discípulos de Eliseu: um machado emprestado e a maravilhosa graça

maravilhosas dos feitos de Jesus. Histórias que, se estivessem na Sagrada Escritura, nos inspirariam muito, mostrando-nos um pouco mais do caráter, da paciência e da beleza de nosso Deus. O fato de não estarem na Bíblia se dá apenas pelo fato de outras histórias já darem conta do propósito que é revelar quem Deus é.

Registre-se que, se Deus não tivesse feito esse milagre, devolvendo o machado àquele jovem, em nada a glória e a misericórdia de Deus ficariam ofuscadas. Todavia, se essa história está aqui, certamente é para nos mostrar como Deus se importa até mesmo com situações aparentemente banais de nossa vida.

Deus se importa com você

É assim com você também. Não permita que pensamentos do tipo "Deus não se preocupa comigo", "Deus está tão preocupado com outras coisas ou pessoas que não deve ter tempo para mim", "Não vou incomodar a Deus com esse simples detalhe da minha vida" ou "Não vou orar por esse problema, uma vez que Deus tem outras coisas mais importantes com que se preocupar", ocupem sua mente. Pensamentos assim nunca deveriam passar pela sua cabeça!

Deus se importa com você, sim! Em todas as situações, sejam elas simples ou complexas, sejam elas "grandes" ou pequenos detalhes do dia a dia. Deus se importa com você e quer ajudá-lo. Por isso, não cesse de buscá-lo, de falar com ele. Apresente tudo a ele. Não o deixe fora de nenhum momento de sua vida. Deus quer participar de todas as ocasiões de seu dia a dia. No trabalho (e em cada detalhe do que lá se passa), na escola (e em cada segundo que se vive lá), em casa (minuto a minuto que você passa com sua família) ou como cantam as nossas crianças:

> Ao deitar, ao levantar, ao dormir, ao acordar, e andando pelo caminho, e andando pelo caminho...

Deus quer, em sua graça, ampará-lo a cada momento de seu dia, não permitindo que detalhes pequenos ou grandes demais afetem seu coração a ponto de deixá-lo abatido. Ele quer sustentá-lo e ampará-lo, para que todos nós possamos desfrutar da vida abundante que seu filho nos prometeu dar. Deus ama você e sempre estará presente em sua vida. Não permita que nada nem ninguém o façam duvidar disso. Não permita que falsos conselhos, sejam vindos de fora ou de dentro de seu coração, desviem seu foco da pessoa bendita de nosso Senhor Jesus Cristo. Não há nada que tenha sido escrito e que não se venha a cumprir. Não há nada sobre o caráter e sobre o agir de Deus revelado em sua Palavra que não tenha um propósito prático em sua vida.

Deus cuida de você do mesmo modo que daquele garoto, aluno de Eliseu. Ainda que sejam poucos (ou ninguém) os que conhecem seu nome, o fato de você ser conhecido por Deus o torna, aos olhos do Criador, a única pessoa que importa. Não apenas a única, mas a maior, mais importante e mais amável que já existiu e existirá. Creia, com todo o seu coração, creia nele e em sua Palavra.

A graça na vida dos discípulos de Eliseu: um machado emprestado e a maravilhosa graça

Encerro este capítulo pedindo que você medite por alguns segundos nas seguintes palavras da Sagrada Escritura: "A minha graça te basta" (2Co 12.9) – por quê? – "Porque o meu poder se aperfeiçoa na fraqueza". Que a sua infinita graça sustente você, hoje e sempre!

Reflita

Já passei por momentos em que achei que não deveria orar para não incomodar a Deus com meus pequenos problemas. Tolice minha. Todavia, sei que muitos também pensam ou já pensaram assim. Quais são os "pequenos problemas" pelos quais muitas pessoas nem oram, imaginando que irão incomodar a Deus?

_____
_____
_____
_____
_____

Já viveu momentos em que pensou que Deus não se importaria com você e que não responderia às suas orações?

_____
_____
_____
_____
_____
_____

DEPRESSÃO E GRAÇA

Quais lições sobre o cuidado de Deus aprendemos com o desespero desse jovem que perdeu um machado no rio?

_____
_____
_____
_____
_____

Capítulo 14

A GRAÇA NA VIDA DE JONAS:
QUANDO A IRA E A AMARGURA NOS DERRUBAM

> *Agora, ó Senhor, tira-me a vida,*
> *pois melhor me é morrer do que viver.*
> Jonas (Jn 4.3)

Um conhecido dito popular expressa: "Não adianta chorar o leite derramado". É muito comum, em meio à pressão e ao estresse em que vivemos, explodirmos em ira, falarmos desnecessariamente de uma forma dura, machucando pessoas que nada têm a ver com nossos problemas. Essa dificuldade para se controlar, para ser manso, acompanha o ser humano, que, por natureza, está inclinado a se irar e a pecar.

A Bíblia diz que nossas palavras podem tanto salvar quanto matar uma pessoa. Mas nunca deveriam ser usadas com o objetivo de destruir alguém. Veja o breve conselho de Deus sobre nossa língua na Epístola de Tiago:

> *Porque todos tropeçamos em muitas coisas. Se alguém não*
> *tropeça no falar, é perfeito varão, capaz de refrear também*

todo o corpo. Ora, se pomos freio na boca dos cavalos, para nos obedecerem, também lhes dirigimos o corpo inteiro. Observai, igualmente, os navios, que, sendo tão grandes e batidos de rijos ventos, por um pequeníssimo leme são dirigidos para onde queira o impulso do timoneiro. Assim, também a língua, pequeno órgão, se gaba de grandes coisas. Vede como uma fagulha põe em brasas tão grande selva! Ora, a língua é fogo; é mundo de iniquidade; a língua está situada entre os membros de nosso corpo, e contamina o corpo inteiro, e não só põe em chamas toda a carreira da existência humana, como também é posta ela mesma em chamas pelo inferno. Pois toda espécie de feras, de aves, de répteis e de seres marinhos se doma e tem sido domada pelo gênero humano; a língua, porém, nenhum dos homens é capaz de domar; é mal incontido, carregado de veneno mortífero. Com ela, bendizemos ao Senhor e Pai; também com ela, amaldiçoamos os homens, feitos à semelhança de Deus. De uma só boca, procedem bênção e maldição. Meus irmãos, não é conveniente que estas coisas sejam assim.
(Tg 3.2-10)

Pois é, tão pequena e tão destruidora! Você é capaz de contê-la? Difícil, não é? Acredito que nenhum de nós é capaz de dominar a própria língua (em todos os momentos da vida – há breves momentos em que somos capazes de nos segurar, mas não em todos os momentos!). Podemos ter o controle em uma situação ou outra, mas sempre haverá um momento em que ela vencerá nossa capacidade de ficar de boca fechada.

A graça na vida de Jonas: quando a ira e a amargura nos derrubam

O coração do problema é o problema do coração

Apesar de a língua ser a agente que demonstra nossa ira perante os outros, o problema de nossa ira não reside na língua. O coração de nosso problema é o nosso coração. É no coração, segundo Jesus, que nasce nossa ira pecaminosa.[99] Portanto, se é do coração que nascem os maus pensamentos, a ira (e, em consequência, o assassinato) e tantos outros males, é o coração que deve ser tratado em primeiro lugar e transformado, a fim de que nunca mais soframos por conta do chamado "pavio curto".

É claro que, quando falamos do "coração", não estamos tratando de um músculo inerente aos seres humanos. Falamos, antes, de uma parte imaterial, espiritual, presente na vida de todos os seres humanos e que, desde o início de nossa vida, apresenta-se corrupta e enganosa. Assim também a língua aqui não diz respeito ao órgão muscular relacionado ao paladar e a outras funções, mas às palavras pensadas e faladas (especialmente, as faladas).

A Bíblia, então, vale-se dessas metáforas para tratar do problema relacionado à nossa ira. Coração e língua são as figuras de linguagem usadas para clarear nossa compreensão acerca do real problema que reside por trás desse mal. Desse modo, faz-se necessário redobrar a atenção no que se relaciona às motivações que subjazem tudo o que fazemos. São elas, nossas motivações, as responsáveis por grande parte dos problemas que vivemos no dia a dia.

---
99 Em Mt 15.19, Jesus diz: "Porque do coração procedem maus desígnios, homicídios, adultérios, prostituição, furtos, falsos testemunhos, blasfêmias".

Para que nosso coração seja transformado, nossas motivações precisam ser transformadas. Nossas motivações é que determinam nossos comportamentos. Comportamentos explosivos resultam de motivações explosivas, geralmente excitadas pela ansiedade, pela inveja, pela frustração pessoal ou, ainda, pelo egoísmo.

São muitas as motivações que levam as pessoas a explodirem em ira. No caso do profeta Jonas, por exemplo, é possível que a motivação esteja entre o desejo de "justiça" divina sobre os ninivitas, enviando-os para o inferno, ou ainda a ansiedade sobre o que lhe poderia acontecer caso o prendessem e matassem durante sua pregação. É possível que a primeira opção seja a mais correta, em face destas palavras do profeta:

> E orou ao SENHOR e disse: Ah! SENHOR! Não foi isso o que eu disse, estando ainda na minha terra? Por isso me adiantei, fugindo para Társis, pois sabia que és Deus clemente, e misericordioso, e tardio em irar-se, e grande em benignidade, e que te arrependes do mal. Peço-te, pois, ó SENHOR, tira-me a vida, porque melhor me é morrer do que viver. E disse o SENHOR: É razoável essa tua ira?
> (Jn 4.2-4)

Não parecem absurdas as palavras de Jonas? Pois é, mas essas palavras saíram de um coração que, aparentemente, não queria nada mais do que "justiça": que os ninivitas fossem julgados por Deus por sua violência e injustiça. Para Jonas, os ninivitas nunca deveriam ser perdoados.

A graça na vida de Jonas:
quando a ira e a amargura nos derrubam

A bondade sempre excitou a ira. De tão mal que somos, não estamos acostumados a um banho de graça. Só quando alcançados por esse banho de graça é que somos capazes de ver patentemente a beleza do perdão sobre Nínive. Um banho de graça. Não há outro termo. E é essa mesma graça que constrange quem a recebe e irrita quem assiste a seu derramamento. Ela é tão incrível que chega a parecer injusta. Por isso é impossível compreendermos com clareza nosso grande Deus.

"Pavio curto" bíblico

Na Bíblia, vemos a história de um homem que tinha um relacionamento com Deus e que, por causa do problema da ira pecaminosa (com frequência, chamada de "pavio curto"), sofreu e se entristeceu a ponto de desejar a própria morte.

Por que, aqui, associo a ira pecaminosa ao chamado pavio curto? Faço isso porque a ira em si não é pecaminosa. Deus se ira. E, definitivamente, sua ira não é pecaminosa. Ele também nos diz em sua Palavra:

> Irai-vos e não pequeis; não se ponha o sol sobre a vossa ira. (Ef 4.26)

Assim, está claro que é possível ficarmos irados sem cometermos pecado. Obviamente, essa ira deve estar relacionada à mesma ira divina, que é sempre contrária ao pecado. E não devemos pensar que é correto nos irarmos contra o pecado do próximo. Para ser mais pura, essa ira contra o pecado deve estar relacionada ao nosso próprio pecado, e não ao do outro.

Há momentos em que é possível nos irarmos contra o pecado do outro sem cometermos pecado. Esse fato sempre nos levará a clamarmos pela justiça divina sobre o pecado do outro, nunca buscando, por mãos próprias, realizarmos a justiça. A justiça de "justiceiro" não está ligada à ira santa. A ira santa é aquela que vê o pecado e o odeia, assim como Deus o faz. Mas, por saber que não é sua função mudar ou julgar o outro, entrega-o por meio da oração àquele que pode julgar e transformar a quem quer que seja.

Só Deus transforma, só Deus julga com perfeição. Além disso, só ele é capaz de proporcionar pleno perdão e regeneração. Assim, sem Deus, é praticamente impossível ao ser humano alcançar qualquer tipo de sucesso perfeito e final sobre o mal que habita em si. É praticamente impossível nos livrarmos do mal da ira pecaminosa. Esse mal está em todos nós, não apenas como uma possibilidade, mas como uma certeza que permanece silenciosa até que algo a acorde.

Não creio que seja possível alguém dizer que nunca se irou. Todos nos irritamos, pecaminosamente ou não. Via de regra, quase toda nossa ira é pecaminosa. A irritação surge por inúmeras causas: calúnias, invejas, assaltos, entre tantas outras coisas que nos ferem e que, naturalmente, nos tiram do prumo. Você já se sentiu assim? Se não se sentiu, saiba que a ira pecaminosa, quando não tratada por Deus, pode levar você a uma tristeza tão profunda que é capaz de trazer à sua mente desejos suicidas. É isso que vemos na história bíblica que iremos analisar agora.

A graça na vida de Jonas:
quando a ira e a amargura nos derrubam

A história de Jonas

Sem dúvida, você já ouviu essa história. Deus mandou que Jonas fosse a uma cidade chamada Nínive. Nínive era a capital do Império Assírio. Centenas de milhares de pessoas moravam lá. Nínive era grande em tamanho e poder. Grande também eram os pecados cometidos por lá. Tão nojentos e ofensivos a Deus que ele mandou Jonas pregar aos ninivitas sua destruição iminente, caso não se arrependessem. Mas Jonas, em vez de obedecer a Deus, embarcou em um navio para Társis, no sul da Espanha, ou seja, para muito longe do destino que Deus lhe dera. No meio da viagem, o Senhor lançou um forte vento que fez com que o mar ficasse tão agitado que quase destruiu o barco. Depois de os marinheiros terem lançado a sorte para ver quem ali estava trazendo a ira de seu deus sobre aquele barco, a sorte caiu sobre Jonas.

Essa experiência não nos deve levar a pensar que o Senhor aprova o uso de jogos de sorte para conhecermos sua vontade para nossa vida, nem pensarmos que nosso Deus opera sobre rituais pagãos, dando-lhes direção quanto à sua vontade. Esse evento apenas nos revela que, no exercício de sua soberania, Deus pode fazer o que quiser, quando, como e onde quiser. Soberanamente, ele pode até mesmo agir em meio aos ímpios para mostrar a seus servos seus desígnios. Assim como ele usou um animal para falar com Balaão, usou um jogo de azar para falar com Jonas.

Após perceber que o Senhor estava falando com aqueles homens por meio de seu jogo de sorte, Jonas lhes pediu para que o lançassem ao mar, mas os marinheiros relutaram em fazer isso. Eles se esforçaram para chegar em terra firme com Jonas. Mas não conseguiam. Até o momento em que enfim concordaram com o pleito e lançaram Jonas ao mar. Daí em diante, a história é mais conhecida. Um grande peixe se aproxima e engole Jonas. Na barriga do grande peixe, Jonas ora ao Senhor. Jonas se vale de alguns versos do Livro dos Salmos em sua oração de confissão e arrependimento. Após orar, o texto bíblico nos diz que Deus ouviu sua oração e ordenou ao peixe que o vomitasse. Ao contrário de Jonas, o peixe foi rápido em obedecer ao Senhor. É a partir daqui que tem início a história da depressão de Jonas por causa de sua ira não resolvida.

O problema de Jonas

Jonas guardava ira em seu coração contra a cidade de Nínive. Ele sabia dos pecados cometidos ali e, no fundo de seu coração, torcia para que Deus, literalmente, os mandasse para o inferno.

> Dispõe-te, vai à grande cidade de Nínive e clama contra ela, porque a sua malícia subiu até mim. (Jn, 1.2)

Nínive era uma cidade enorme. Era a principal cidade da Assíria, localizada a leste do rio Tigre. Chegou a ser a capital do grande Império Assírio. À época de Jonas, Nínive representava o paradigma do mal.[100] No tempo de Jonas, Nínive

---

[100] Para mais informações, veja Anna Sieges, "Nineveh" (ed. John D. Barry e Lazarus Wentz), *The Lexham Bible Dictionary*. Bellingham: WA: Lexham Press, 2012; e

A graça na vida de Jonas: quando a ira e a amargura nos derrubam

contava com aproximadamente cento e vinte mil pessoas, segundo Jonas 4.11:

> e não hei de eu ter compaixão da grande cidade de Nínive, em que há mais de cento e vinte mil pessoas que não sabem discernir entre a mão direita e a mão esquerda, e também muitos animais? (Jn 4.11)

Esse era um número extremamente grande para uma cidade da antiguidade. Nem é possível imaginar todas essas pessoas dentro da mesma fortificação; muitas estavam espalhadas pelas imediações, em habitações rurais ligadas e dependentes da cidade. Segundo muitos pesquisadores, a maioria da população de Nínive vivia na zona rural, fora dos muros da cidade, como agricultores, pescadores etc. Por volta do século VIII a.C., um século depois de Jonas, estima-se que Nínive tivesse aproximadamente trezentas mil pessoas.[101]

Segundo Gênesis 10.11-12, Nínive foi fundada por um bisneto de Noé chamado Ninrode, filho de Cuxe, por sua vez filho de Cam. Conhecida por sua violência, sem dúvida Jonas considerava injusta a pregação àquele povo. O que se espera de uma cidade assim?

> Ai da cidade sanguinária, toda cheia de mentiras e de roubo e que não solta a sua presa! (Na 3.1)

---

também D. J. Wiseman, "Nineveh" (ed. D. R. W. Wood et al.), *New Bible Dictionary*. Leicester, England; Downers Grove, IL: InterVarsity Press, 1996, p. 825.

101 John D. Barry et al., *Faithlife Study Bible*. Bellingham, WA: Logos Bible Software, 2012, Jn 4.11.

As palavras acima foram pronunciadas contra Nínive por intermédio do profeta Naum. Elas retratam perfeitamente o que essa cidade foi durante *quase* toda a história de sua existência. Só não podemos dizer "durante *toda* a sua existência" porque houve uma geração que se arrependeu de seus pecados e se converteu ao Deus de Israel. E, ao contrário do que poderíamos imaginar, essa grande conversão em massa de uma cidade inteira, conhecida no mundo todo de então, em vez de haver trazido alegria ao coração daquele que pregou a ela, trouxe tristeza. Afinal de contas, parece-nos que Jonas possuía outros planos para aquela cidade, no entanto os planos de Deus eram outros.

Os planos de Deus nem sempre são os nossos

De repente, Deus o chama para ser o missionário que deveria falar àquele povo acerca do amor do Criador por eles. Deus manda Jonas dizer a eles que, caso não se convertam, serão destruídos. E, somente após passar pela disciplina do grande peixe, Jonas obedeceu e foi para Nínive. Mas, para atravessar toda a cidade a pé, eram necessários três dias.[102] Jonas levou um dia apenas. Percorreu-a toda em um só dia pregando sem fé alguma que conversões aconteceriam ali. Sua mensagem era apenas: "Em quarenta dias, Nínive será destruída" (Jn 3.4). Contudo, o que Jonas menos esperava aconteceu: o povo foi extremamente tocado por Deus! Todos entenderam a gravidade de seu pecado e proclamaram um jejum; e todos, do mais novo ao mais velho, vestiram-se de pano de saco, simbolizan-

---

[102] Não por causa de sua extensão, mas, provavelmente, por causa da grande distância entre as regiões em que seus habitantes moravam.

A graça na vida de Jonas:
quando a ira e a amargura nos derrubam

do, assim, seu profundo arrependimento. O próprio rei de Nínive se humilhou e se arrependeu (Jn 3.6). Quando Deus viu o arrependimento dos ninivitas, perdoou a todos e retirou sua palavra de destruição.

Jonas, todavia, por não ter resolvido a ira de seu coração diante do Senhor, revelou-a nesse instante. E, mesmo tendo passado por uma experiência tremenda com Deus, Jonas guardava em seu coração a ira pecaminosa, pecado que Deus ordena que abandonemos, pecado que nos leva a frequentes explosões de ira. Jonas ficou inconformado com a conversão de Nínive e chegou a dizer a Deus:

> Ah! Senhor! não foi isso o que eu disse, estando ainda na minha terra? Por isso é que me apressei a fugir para Társis, pois eu sabia que és Deus compassivo e misericordioso, longânimo e grande em benignidade, e que te arrependes do mal. Agora, ó Senhor, tira-me a vida, pois melhor me é morrer do que viver. (Jn 4.2-3)

Por que Jonas nutria tamanha ira no coração contra Nínive? Algumas vezes, parece-me que sua ira era contra Deus também. Por que teria desejado a própria morte, de tanta tristeza pela conversão dos ninivitas? A razão é simples: porque, mesmo tendo conhecimento de Deus e havendo passado por uma experiência maravilhosa com Deus e sua misericórdia e poder, Jonas ainda guardava no próprio coração o pecado da ira pecaminosa.

Jonas deveria ter-se despido dessa ira muito tempo antes. Quem deseja andar com Deus precisa estar nu, despido das "vestes" deste mundo, tais como ira, fofoca, inveja e outros sentimentos correlatos.

> Agora, porém, despojai-vos, igualmente, de tudo isto: ira, indignação, maldade, maledicência, linguagem obscena do vosso falar. (Cl 3.8)

Enquanto não nos despirmos de todo pecado e mal que há em nós, permaneceremos cometendo toda sorte de absurdos, cujo fim é nossa própria destruição.

A ira nossa de cada dia

Assim somos muitos de nós. Enquanto não resolvermos esse pecado em nosso íntimo, continuaremos nos irando explosiva e pecaminosamente, falando e fazendo coisas indevidas. Chegamos até a nos "arrepender", mas não a ponto de decidirmos começar a lutar seriamente contra aquele pecado. Mero remorso, dor na consciência de havermos feito algo indevido. Depois de um tempo, voltamos a fazer tudo novamente, mais uma vez nos "arrependemos", e ficamos assim, indo e voltando, até a eternidade.

É como uma montanha-russa. Eu peco, busco o perdão, peco, busco o perdão, mas não busco conhecer como abandonar definitivamente aquele pecado. Enquanto não buscarmos em Deus a cura para esse "pavio curto", que insiste em habitar em nós, ficaremos presos a essa triste situação de, vez após vez, voltarmos a nos entristecer por conta de nos havermos irado com algo ou com alguém mais do que deveríamos.

A graça na vida de Jonas:
quando a ira e a amargura nos derrubam

O remédio para o fim da ira pecaminosa

A Bíblia nos ensina que a graça de Deus pode curar-nos, pode curar nosso coração. E, para conseguirmos essa cura, não precisamos de muita coisa. Apenas devemos submeter-nos à autoridade da Palavra de Deus, reconhecer que estamos em pecado e que precisamos da graça dele para nos libertar desse comportamento danoso. E a Bíblia fala que a cura consiste em nos enchermos do Espírito Santo, o único que pode controlar nossos impulsos, nossa ira, nosso coração e nossas vontades. Somente com o Espírito Santo nos dominando e amansando, podemos nos ver libertos desse mal.

Guarde esses conselhos em seu coração. Em Jonas, vemos como Deus está sempre silenciosamente presente, mesmo ao lado de quem está com o coração cheio de ira contra as outras pessoas. Embora o livro termine sem nos contar qual foi a reação final de Jonas, mostra-nos que Deus permanece ao lado até mesmo do obstinado em seu pecado. Sem dúvida, Deus não se alegra nem um pouco com nossos erros e pecados. De fato, nossos pecados criam uma separação entre nós e nosso Deus. Mas o livro de Jonas nos apresenta, ao final, Deus ao lado do pecador, do irado, pronto para socorrê-lo[103].

Você está pronto para pedir o socorro de Deus para sua vida? Pronto para clamar que ele lhe dê o domínio próprio? Se ele não amansar você, ninguém mais o fará. Que o Senhor o ajude a ser sempre um referencial para os outros, como alguém

---

[103] Caso você queira ler uma ótima obra sobre este assunto, recomendo a leitura do livro *A vocação espiritual do pastor: redescobrindo o chamado ministerial*, de Eugene Peterson, publicado pela Editora Mundo Cristão.

cheio do Espírito do Senhor, alguém hoje manso por ter sido amansado pelo Espírito Santo! Encha-se de Deus e seja feliz!

> *Bem-aventurados os mansos, porque herdarão a terra.*[104]
> Jesus Cristo (Mt 5.5)

Reflita

Seja sincero! Se Deus lhe mandasse para a terrível cidade de Nínive, você acha que teria uma reação diferente daquela que Jonas teve? Por quê?

_____
_____
_____
_____
_____

O que a história de Jonas nos ensina sobre a ira pecaminosa? Quando você se ira pecaminosamente a ponto de explodir com alguém, isso acontece por causa de sua ascendência ou por causa de seu coração pecaminoso?

_____
_____
_____
_____
_____

---

104 Ou seja, aqueles que já foram amansados pelo Espírito do Senhor.

A graça na vida de Jonas:
quando a ira e a amargura nos derrubam

É correto afirmarmos que nos iramos pecaminosamente por causa de quem descendemos?

_____
_____
_____
_____
_____

O que o péssimo exemplo de Jonas nos ensina sobre nossa própria ira pecaminosa?

_____
_____
_____
_____
_____

Capítulo 15

A GRAÇA NA VIDA DE JESUS:
QUANDO A ANGÚSTIA EXTREMA NOS DERRUBA

> *E, estando em agonia, orava mais intensamente. E aconteceu que seu suor se tornou como gotas de sangue caindo sobre a terra.*
>
> Jesus (Lc 22.44)

A angústia e a ansiedade têm sido duas grandes vilãs dos seres humanos. São capazes de derrubar homens e mulheres fortes e saudáveis. São tão nocivas quanto qualquer veneno. Em geral, elas vêm acompanhadas de intensos sofrimento e aflição. Não são físicas, mas têm o poder de nos trazer dores terríveis e até mesmo doenças. Todos nós passaremos por momentos assim na vida. Nenhum ser humano é capaz de resistir até a morte, insensível, às intempéries da vida.

Essas intempéries nos derrubam e têm o poder de nos fazer deitar em uma cama ou sofá a ponto de não termos mais forças para sairmos de lá. Derrubam-nos e nos fazem cair em uma depressão que, muitas vezes, poucas pessoas entendem – algumas vezes ninguém entende. muitas pessoas, nessa situação, frequentemente dizem que não têm forças nem mesmo para orar, ler a Bíblia ou ajudar alguém. Será que é possível alguém sair de uma situação desse tipo? Será que a Bíblia nos dá orientações sobre como sairmos de um sofrimento assim? É possível encontrarmos um caminho quando parece não haver mais nenhum?

Sim, eu creio que Deus pode dar forças, graça e conselhos àquele que assim se encontra. Ainda que silenciosamente, creio que é possível percebermos a presença de Deus conosco nos momentos de acentuada angústia de nossa alma. Se você ainda não experimentou um momento assim, não se desespere. Inevitavelmente, esse momento chegará, mais cedo ou mais tarde. É apenas uma questão de tempo.

A angústia extrema na vida de Cristo

Neste capítulo, desejo compartilhar com você o exemplo que o próprio Senhor Jesus nos dá ao passar pelo momento mais angustiante de sua vida. Não pense você que foi um mar de rosas o que Jesus passou por você. Ele sofreu, e sofreu muito!

Muitas pessoas supõem que a vida de Cristo foi desprovida de sofrimento, que Cristo nunca soube o que é sofrer. Alguns outros supõem que Cristo sofreu apenas durante seu momento na cruz, sendo todos os demais momentos anteriores de total insensibilidade quanto às angústias e aos sofrimentos desta vida. No entanto, não é possível imaginar algo assim sendo Cristo totalmente homem, assim como totalmente Deus. Sabendo que a Sagrada Escritura afirma a plena divindade e humanidade de Cristo, não devemos imaginar uma vida de Cristo sem sofrimento.

A graça na vida de Jesus:
quando a angústia extrema nos derruba

Nosso Senhor, em toda a sua trajetória humana, sofreu como qualquer outro ser humano. Embora desfrutasse de natureza divina, ele nunca deixou de sentir o que os outros homens sentiam. Lembre-se de seu choro por ocasião da morte de seu amigo Lázaro. Você crê que aquele choro foi hipócrita ou apenas simbólico? Seria capaz de imaginar que ele nunca sentiu nossa dor nos momentos de grande tristeza?

Eu duvido disso. Creio em Cristo como Deus. Totalmente Deus. Mas também creio nele como totalmente homem, como alguém que soube o que é sofrer:

> Era desprezado e o mais rejeitado entre os homens; homem de dores e que sabe o que é padecer; e, como um de quem os homens escondem o rosto, era desprezado, e dele não fizemos caso. (Is 53.3)

Cristo sofreu, e muito. No entanto, houve um momento em que seu sofrimento foi infinitamente maior. É esse momento que pretendo abordar aqui: os instantes finais de sua vida, nos quais a angústia e a dor chegaram a níveis extremos. Na verdade, a realidade daquela situação nos aponta para alguém em um estágio psicologicamente terrível. Qualquer profissional das ciências relacionadas à psique humana se espantaria ao ver a angústia e o sofrimento presentes na alma, no olhar e no corpo de Jesus de Nazaré.

Jesus Cristo conheceu a depressão nos últimos momentos de sua vida, em um momento de angústia extrema. Lucas, em seu Evangelho, apresenta-nos Jesus em agonia, muito angustiado ou cheio de uma grande aflição (Lc 22.44). Leia atentamente estas palavras:

> E, saindo, foi, como de costume, para o monte das Oliveiras; e os discípulos o acompanharam. Chegando ao lugar escolhido, Jesus lhes disse: Orai, para que não entreis em tentação. Ele, por sua vez, se afastou, cerca de um tiro de pedra, e, de joelhos, orava, dizendo: Pai, se queres, passa de mim este cálice; contudo, não se faça a minha vontade, e sim a tua. Então, apareceu-lhe um anjo do céu que o confortava. E, estando em agonia, orava mais intensamente. E aconteceu que o seu suor se tornou como gotas de sangue caindo sobre a terra. Levantando-se da oração, foi ter com os discípulos, e os achou dormindo de tristeza, e disse-lhes: Por que estais dormindo? Levantai-vos e orai, para que não entreis em tentação. (Lc 22.39-46)

Segundo Craig Evans, "vemos no pedido de Jesus tristeza genuína, muito pavor".[105] Esse é o mesmo Senhor Jesus que, o tempo todo, disse a quem desejava segui-lo que isso não seria fácil. Nesse momento, o Nosso Senhor provava, na própria carne, o sofrimento que acompanharia quem desejasse realmente vencer as tentações destruidoras de sua carne. Nessa passagem, portanto, percebemos claramente a humanidade de Jesus. Fosse ele alguém totalmente alheio à natureza humana, não sentiria a dor dessa hora. Só sentiu porque se fez como

---

[105] Craig Evans, *Novo comentário bíblico contemporâneo: Lucas*. São Paulo: Vida, 1996, p. 361.

um de nós. Era necessário que ele se fizesse como um de nós. Se não se tivesse tornado semelhante aos homens, não poderia ter pago pela culpa deles. A plena substituição tinha como condição tornar-se Cristo totalmente homem, assim como nós, diferindo apenas na natureza pecaminosa e na culpa, as quais viria a assumir no final de sua vida, garantindo-nos a paz de que tudo estaria devidamente pago.

Com tudo isso em mente, precisamos meditar na vontade interior de que tudo aquilo poderia passar e que o sofrimento não precisaria ser assumido. Como homem, Cristo também temeu o sofrimento e a dor. Como todos que fazem o possível para se livrar das aflições, Cristo também esperou que tudo aquilo passasse sem que precisasse vivenciar aquela dor. No entanto, na hora de maior dor e de maior aflição, Cristo nos ensinou qual deveria ser nossa atitude quando passássemos por semelhantes aflições.

A vontade de quem? A nossa ou a dele?

Ele sente na pele a tentação de fazer a própria vontade, e não a do Pai. Todavia, voluntária e prontamente, decidiu por obedecer à vontade de Deus-Pai. Mas, ainda assim, a angústia daquele momento nos mostra como ele chegou a sofrer fisicamente por causa de algo em sua alma.

Não espere vir a desejar passar por momentos de aflição algum dia. Nenhum ser humano, em estado de sanidade mental, deseja o sofrimento ou a morte. Apenas patologias psicológicas levam pessoas a sentirem prazer na dor. Todos nós sempre lutaremos para fugir do sofrimento e da dor.

Com Cristo, não foi diferente. Suas palavras revelam alguém que supôs a possibilidade de o Pai passar dele aquele cálice de sofrimento. Jesus imaginou a possibilidade de não viver tamanha dor. Falou disso com o Pai. E o mais impressionante nisso tudo: não escondeu isso de nós! O fato de o Senhor, intencionalmente, revelar esse momento a nós demonstra compaixão. Demonstra que ele desejou que soubéssemos daquilo pelo qual também nós iríamos passar. Se o mestre passou, imagine seus discípulos?!

Portanto, quando você ou algum conhecido passar por um sofrimento intenso e lhe apresentar o desejo de pedir a Deus para livrá-lo daquilo, não hesite em clamar por tal livramento ao Senhor — assim como Cristo fez. Todavia, esteja sempre pronto, você ou aquele a quem você aconselha, a sempre buscar a vontade do Pai. Depois de entender a vontade dele para sua vida, cumpra-a e viva-a. Sempre esteja pronto a obedecer, ainda que a obediência esteja na contramão de sua própria vontade. Só a obediência traz a paz.

O fenômeno da hematidrose

Conforme comenta Darrell Bock, o triunfo da cruz deveria passar pela angústia da obediência.[106] E como aquele momento trouxe agonia à alma de Cristo (v. 44)! Sua agonia o levou a suar gotas de sangue. Hoje, sabemos pela ciência que é possível alguém, debaixo de grande estresse, perder sangue através das glândulas de suor da superfície da pele. Isso sugere

---

106 Darrell L. Bock apud Dockery, David S. (ed.), *Holman Concise Bible Commentary*. Nashville: Broadman & Holman Publishers, 1998, p. 458.

uma condição perigosa conhecida como hematidrose, ou seja, a efusão de sangue na transpiração da pessoa. Esse fenômeno pode ser causado por extrema angústia ou tensão física. Vasos capilares subcutâneos se dilatam e estouram, misturando sangue com suor. O próprio Cristo declarou que sua angústia o havia trazido ao limiar de morte. E foi isso que aconteceu com nosso precioso Salvador na madrugada anterior à sua morte.

Todo o peso daquele momento o estava esmagando. Você já parou para pensar no que Jesus estava prestes a passar? Ele sabia que, em poucas horas, sofreria todo o tipo de abuso físico e espiritual. Ele estava prestes a receber a culpa pelos pecados de todos aqueles que já haviam crido e que, um dia, viriam a crer nele.

Jamais qualquer ser humano saberá o que é suportar o sofrimento que Cristo suportou. Outros podem ser crucificados, mas nenhum deles jamais saberá o que é carregar a culpa do pecado de outro em sua própria alma. Quando eu digo que jamais alguém saberá o que é passar por aquilo que Cristo passou, obviamente não estou me referindo à excruciante dor resultante de ter pregos perfurando suas mãos e seus pés. Nem mesmo à realidade agonizante de espinhos nada pequenos entrando entre a pele e o crânio em sua cabeça. Sem dúvida, essa dor deve ter sido horrível, tremendamente agonizante. No entanto, a dor maior foi aquela relacionada à alma de um Deus santo, incapaz de conhecer o pecado, que se faz pecado para salvar as pessoas da condenação eterna. Por causa da absoluta justiça de Deus, alguém deveria pagar pelos pecados dos homens. Sem pagamento, ou seja, sem que alguém pagasse a pena pelas leis que nós quebramos, a justiça nunca seria justiça.

Foi assim que, de uma forma absolutamente inimaginável a nós, Deus se encarnou, tornou-se homem, assumiu nossas culpas, pagou por nossos erros e acabou morrendo em nosso lugar. Receber a nossa culpa e ser punido pelos nossos pecados, sem dúvida alguma trouxe a Cristo maior dor do que ter seu corpo ferido, espancado e, por fim, crucificado. Foram nossos pecados que trouxeram maior dor a Cristo. Penso que foi isso que o levou a tamanha angústia. Os pecados estavam prestes a ser lançados sobre ele. Toda a condenação, toda a culpa, sobre ele, que é santo, perfeito, justo e bom. Ele estava se entregando por você e por mim. Nossos pecados e nossas condenações são tão horríveis a Deus que, no momento em que tudo isso foi lançado sobre Cristo quando ele já estava na cruz, ouvimos as seguintes palavras: "Deus meu, Deus meu! Por que me abandonastes?".

Esse foi o exato momento em que nossa culpa, maldição e pecado foram postos sobre o nosso Salvador. Não fosse o fato de todo o nojo de nossas ofensas caírem sobre o Filho de Deus, jamais Deus-Pai, que é Santo, teria de se afastar de seu Filho naqueles momentos. Ele sabia que teria de morrer. Esse era o preço para nossa salvação. Ele teria de morrer em nosso lugar para abolir toda a nossa condenação ao inferno.

Passos de Cristo em meio às extremas angústias e tristezas

Jesus quis fazer a vontade do Pai. Ele sabia o que tinha de fazer. Até desejou que nada daquilo acontecesse quando pediu que o Pai afastasse dele aquele cálice de sofrimento. Mas Jesus sabia de sua missão, sabia o que tinha de fazer. Assim, naquele momento de terror e profunda angústia, poderia ter-se recolhido na casa de um amigo. Poderia ter-se trancado num quarto sem querer falar com ninguém, sem ter vontade de orar e de fazer mais nada. Essa seria a atitude natural para aquele momento de depressão. Todavia, nesse momento de grande angústia, Jesus nos demonstra o que todos nós deveríamos fazer quando atravessamos um momento assim: se eu sei o que tenho de fazer, vou fazer! Não importa o que estou sentindo, não importa o que quero, vou fazer o que devo.

É claro que você nunca estará numa situação como a de Jesus, tendo de morrer para salvar a vida de muitas pessoas. Mas tanto você como eu não estamos isentos de passar por uma angústia extrema, uma depressão por conta de algo que atravessamos na vida ou que precisaremos atravessar.

Lição para não ser esquecida

A grande lição que a Escritura nos dá é: ore, busque a presença de Deus; se quiser, peça a ele que livre você dessa situação, mas não deixe de dizer como Jesus: "que não seja feita a minha vontade, mas a tua".

Esteja disposto a fazer a vontade de Deus e, nessas horas, a vontade de Deus é sempre a mesma: vá demonstrar seu amor pelo próximo, vá cozinhar um prato diferente, vá visitar seus clientes, vá visitar um doente, vá passear com seu cônjuge, vá trabalhar, vá estudar, vá, vá e vá, e nunca se deite em um sofá, nunca deixe de ser um lutador, uma lutadora. Tenha CORAGEM! Porque em Cristo, diz o apóstolo Paulo, você é mais do que vencedor, e ele diz isso a pessoas que estão passando por situações de tribulação, angústia, perseguição, fome, nudez, perigo e morte:

> Quem nos separará do amor de Cristo? Será tribulação, ou angústia, ou perseguição, ou fome, ou nudez, ou perigo, ou espada? Como está escrito: Por amor de ti, somos entregues à morte o dia todo, fomos considerados como ovelhas para o matadouro. Em todas estas coisas, porém, somos mais que vencedores, por meio daquele que nos amou. (Rm 8.35-37)

Portanto, aprendemos com Cristo, em seu momento de profunda angústia – e, por que não dizer, depressão –, que, em momentos assim, não podemos nem imaginar a atitude de ficarmos em silêncio. É justamente nessas horas que devemos falar, mais do que nunca. Observe que, ao invés do silêncio, Jesus optou por orar ainda mais intensamente.

Não pense que a vontade de fazer algo será natural a você nos momentos de angústia. Não será! Você desejará ficar parado, deitado, aparentemente sem forças para nada. Você irá emagrecer (ou engordar) demais. Passará a sentir dores terríveis não somente na alma, mas também no corpo. Um processo de psicossomatização terá lugar em sua vida, tornando aquilo que era apenas um problema em sua alma também um problema em seu corpo. Se você agir se-

A graça na vida de Jesus:
quando a angústia extrema nos derruba

gundo o que seu coração lhe pedir – ou seja, isolando-se e deixando de fazer tudo –, sem dúvida nunca saberá o que é sair de uma situação assim. Para que você venha a experimentar o que Cristo experimentou, é necessário tomar as mesmas decisões que ele tomou, dar os mesmos passos e seguir seu exemplo. Jesus, sabendo que tinha algo a cumprir, não deixou que a angústia o derrubasse a ponto de deixar de fazer o que precisava ser feito. Simplesmente foi e fez e, por isso, o Pai lhe deu a graça e a força para atravessar aquele momento difícil.

Acredite, por mais que sua mente lhe diga que você não é capaz nem mesmo de orar, se você se dispuser a isso, Deus lhe dará a força necessária. Assim como estava silenciosamente presente junto a seu único Filho, ele também se faz presente em sua vida. Apenas ore, abra os lábios ou vá em pensamento à ele clamando por seu socorro e sua força para obedecer à sua vontade. Deus sempre se mostrou presente e disposto a atender o pedido daqueles que estão prontos a obedecer às suas Palavras e aos seus conselhos, pessoas cujos corações estão contritos e quebrantados.

Se você se dispuser a buscá-lo e obedecer a ele, sem dúvida também perceberá, ainda que silenciosamente, o conforto e a graça de Deus com você. Deus quer dar a você também essa mesma graça e essa mesma força! Seja qual for o momento que você atravessa, a graça de Deus é suficiente para ajudá-lo a atravessar a depressão e livrar-se dela. Você crê nisso?

Reflita

Qual o motivo da angústia extrema que encheu a alma de Cristo?
_____
_____
_____
_____
_____

O que causou mais dor em Cristo: receber o açoite dos soldados ou receber os meus e os seus pecados?
_____
_____
_____
_____
_____

Quando você passar por momentos de muita tristeza, o que o exemplo de Cristo ensina a fazer?
_____
_____
_____
_____
_____

Capítulo 16

A GRAÇA NA VIDA DE PEDRO:
QUANDO A DISTÂNCIA DE DEUS NOS FAZ AMARGAR

> *Então, Pedro, saindo dali, chorou amargamente.*
> (Lc 22.62)

Muitos passam pela experiência de Pedro registrada no Evangelho segundo Lucas como se escondesse atrás de si o quadro de alguém que se entristeceu profundamente, de um modo agradável ao Senhor. No mesmo contexto, houve outra tristeza que, aparentemente, não se mostrou agradável ao Senhor: a de Judas Iscariotes. No entanto, a tristeza de Pedro agradou a Deus porque estava relacionada a um sincero arrependimento por causa de um pecado cometido. Observe, então, que um pecado cometido pode gerar tristeza em nosso coração, mas apenas na seguinte condição:

> Então, prendendo-o, o levaram e o introduziram na casa do sumo sacerdote. Pedro seguia de longe. E, quando acenderam fogo no meio do pátio e juntos se assentaram,

Pedro tomou lugar entre eles. Entrementes, uma criada, vendo-o assentado perto do fogo, fitando-o, disse: Este também estava com ele. Mas Pedro negava, dizendo: Mulher, não o conheço. Pouco depois, vendo-o outro, disse: Também tu és dos tais. Pedro, porém, protestava: Homem, não sou. E, tendo passado cerca de uma hora, outro afirmava, dizendo: Também este, verdadeiramente, estava com ele, porque também é galileu. Mas Pedro insistia: Homem, não compreendo o que dizes. E logo, estando ele ainda a falar, cantou o galo. Então, voltando-se o Senhor, fixou os olhos em Pedro, e Pedro se lembrou da Palavra do Senhor, como lhe dissera: Hoje, três vezes me negarás, antes de cantar o galo. Então, Pedro, saindo dali, chorou amargamente. (Lc 22.54-62)

Seguindo Jesus de longe

Pedro seguia Jesus de longe, longe o suficiente para lhe proporcionar certo conforto para negar o homem a quem havia jurado que, se morresse, morreria junto. Na hora da provação, não pensou duas vezes, negando-o como se nega alguém a quem não se ama. No entanto, Pedro o amava, e o olhar de Cristo posto em Pedro fez com que seu coração se entristecesse diante de tanto engano: "Então, voltando-se o Senhor, fixou os olhos em Pedro, e Pedro se lembrou da Palavra do Senhor, como lhe dissera: Hoje, três vezes me negarás, antes de cantar o galo. Então, Pedro, saindo dali, chorou amargamente". O choro amargo se deu por conta de um olhar.

A graça na vida de Pedro:
quando a distância de Deus nos faz amargar

Quando seguimos Jesus de longe, nosso coração fica mais à vontade para pecar. Além dessa suposta tranquilidade, tornamo-nos cada vez mais insensíveis ao pecado, pois não o sentimos quando o praticamos; é como se esse pecado já fizesse parte de nossa vida, e não causasse mais estranheza.

Se há tristeza em seu coração quando o pecado é cometido, esse é um sinal da presença do Espírito Santo em você. Ou, como no caso de Pedro, pela Palavra, o Verbo de Deus, de alguma maneira "tocou" em sua alma. O olhar de Jesus sobre Pedro o quebrantou, fazendo-o lembrar-se de seu pecado e entrar em uma tristeza que não passaria sem o chamado do próprio Jesus, que aconteceu logo após esse fato. certamente, o choro amargo do apóstolo Pedro se deu por conta de uma lembrança, de um coração exposto ao contato de Cristo, que o fez lembrar, provavelmente, do Evangelho, das consequências do pecado, do amor do Pai em Cristo por Pedro, amor que constrange o pecador quando este se recorda do que Deus faz por nós e do que deixamos de fazer por ele. O choro veio e continuaria a vir caso o arrependimento não chegasse. É o arrependimento que nos leva ao perdão. É o perdão que nos leva à paz. E é a paz que acaba com o choro.

Sempre que temermos mais aos homens do que a Deus, cairemos em situações que podem levar-nos à depressão. O medo levou Pedro a pecar. O medo do que os outros iriam dizer ou fazer com ele o levou a negar sua fé e seu amor pelo Salvador. Assim como aconteceu com Pedro, a forma como reagimos às circunstâncias governa os sentimentos em nossos corações. Se temermos a Deus, isso é ainda mais verdadeiro.

Ao achar que a consequência do que os homens poderiam fazer com ele seria pior do que aquilo que o próprio Deus poderia realizar em sua alma (Mt 10.16-33), Pedro cometeu uma loucura que, quando compreendida, o levou às lágrimas. É normal ficarmos tristes por conta de nosso pecado e, algumas vezes, ficamos assim por alguns dias. Mas não ficaremos pelo resto da vida nos lamentando por algo que já foi apagado e perdoado. Há o tempo para nos entristecermos e o tempo para nos vermos libertos da tristeza pelo pecado cometido, perdoado e abandonado. Pedro deveria ter-se lembrado:

> Não temais os que matam o corpo e não podem matar a alma; temei, antes, aquele que pode fazer perecer no inferno tanto a alma como o corpo. (Mt 10.28)

Exortando após ser exortado

O mesmo Pedro que foi exortado pelo olhar de Cristo exortou suas ovelhas e leitores por meio de sua Segunda Epístola. Especialmente nos versos 5 a 7 do capítulo 1, Pedro demonstra o que deveria passar-se no coração de seus leitores, os quais, provavelmente, estavam prestes a experimentar a depressão:

> (...) *por isso mesmo, vós, reunindo toda a vossa diligência, associai com a vossa fé a virtude; com a virtude, o conhecimento; com o conhecimento, o domínio próprio; com o domínio próprio, a perseverança; com a perseverança, a piedade; com a piedade, a fraternidade; com a fraternidade, o amor.*
> (2Pe 1.5-7)

A graça na vida de Pedro: quando a distância de Deus nos faz amargar

Esse primeiro capítulo da segunda epístola foi escrito, segundo comenta o médico e pastor britânico Martin Lloyd-Jones, "para tratar de mais uma causa de depressão espiritual".[107] Lloyd-Jones assim escreveu:

> De fato, seu objetivo, ao escrever a carta, era tratar desse problema. Ele escreve para animar pessoas que estavam desanimadas, e desanimadas a tal ponto que estavam quase duvidando da fé que tinham aceitado. Isso é algo que pode surgir como um perigo muito real nesse estado de depressão espiritual; e, se a condição persiste e continua, invariavelmente leva a dúvidas e incertezas, e a uma tendência de olhar para trás, para a vida da qual fomos libertos.
>
> Felizmente, o apóstolo nos dá uma descrição muito exata desse problema. Ele nos conta, indiretamente, uma série de coisas a respeito das pessoas a quem está escrevendo. Por exemplo, após fazer sua exortação, ele diz no versículo 8: "Porque, se em vós houver e abundarem estas coisas, não vos deixarão ociosos nem estéreis no conhecimento de nosso Senhor Jesus Cristo". Ele diz: "Se estas coisas existirem em vós", farão de vocês o que não são no momento. Ou seja, "farão com que não sejam ociosos nem estéreis no conhecimento de nosso Senhor Jesus Cristo", implicando que a condição deles era "ociosa e estéril". Mas não é só isso; ele diz que eles eram cegos, "nada vendo ao longe, havendo-se esquecido da purificação dos seus antigos pecados". Na verdade, há uma insinuação de que eles estavam tropeçan-

---

107 Conferir nota e paginação no início do Capítulo 15 do livro *Depressão espiritual*.

do, pois ele lhes diz que, se fizessem essas coisas, "jamais tropeçariam"; e não só isso, mas, se fizessem essas coisas, tornariam "cada vez mais firme" a sua vocação. É claro que eles não tinham muita certeza a respeito dessas coisas na ocasião em que o apóstolo lhes escreveu.

Não há dúvida de que eles eram cristãos. Precisamos repetir isso, porque há pessoas que têm noções tão falsas e sem base nas Escrituras que julgam que alguém que se enquadra nos termos em que o apóstolo Pedro descreve essas pessoas não pode realmente ser um cristão. Mas obviamente essas pessoas eram cristãs, ou ele não estaria escrevendo para elas. Muitas pessoas têm uma ideia errônea do cristão, como alguém que está sempre vivendo no topo da montanha, acima das circunstâncias; e há alguns que pensam que, se alguém não está lá o tempo todo, não é realmente um cristão. Tal ideia sobre o cristão não tem qualquer fundamento nas Escrituras. Essas pessoas eram cristãs, mas estavam infelizes, vivendo uma vida ineficaz, que parecia não levar a lugar algum, e não estavam ajudando outras pessoas. Não só isso, como também não eram muito produtivas no tocante às suas próprias vidas, e sua fé não lhes dava gozo nem segurança. Eram ociosas e estéreis. Estas palavras realmente as descrevem – ineficazes para ajudar os outros, com falta de conhecimento e compreensão. Elas não estão crescendo no conhecimento do Senhor. Aqui está disponível esse tremendo conhecimento e compreensão, mas não os possuem, não têm crescido neles, são estéreis nesse sentido. Na verdade, apesar de não ha-

A graça na vida de Pedro:
quando a distância de Deus nos faz amargar

ver dúvidas quanto ao fato de serem cristãs, essas pessoas parecem ter muito pouco a demonstrar isso. E também parecem não compreender o significado de sua conversão, parecem ter esquecido o fato de que foram purificadas de seus pecados de outrora, e estão vivendo como se isso nem tivesse acontecido. Agora, todas essas coisas inevitavelmente caminham juntas. Quando há falta de entendimento e de produtividade nesse aspecto da compreensão, vocês sempre encontrarão um fracasso correspondente na vida, tanto no que se refere à sua própria santidade quanto à sua utilidade e ao valor para outras pessoas.

O ponto que Lloyd-Jones quis apontar deve ser tratado com muita atenção, responsabilidade e carinho por todos nós. Há muitos cristãos que consideram que depressão é fruto de demônio na vida, enquanto outros repudiam toda depressão como fruto de um pecado. Tanto um pensamento quanto outro estão errados e caem no absurdo do exagero. Não podemos nos esquecer de que depressão é algo que também pode ter causas físicas, mas, ainda que não ocorra por uma causa física, tem o potencial de se transformar em problemas físicos que devem ser tratados por pessoas da área médica, e não apenas por conselheiros bíblico-espirituais.

Eu sei que muitos encontram dificuldade nessas áreas, acreditando que questões voltadas à depressão devem ser tratadas apenas por pastores, mas isso é exagero, semelhante ao cometido por alguns cristãos de meados do século XX que acreditavam que problemas físicos deveriam ser tratados apenas com oração, de modo que, se você ficasse doente por qualquer razão, não deveria procurar o médico nem tomar remédio, pois esse seria um sinal da falta de fé no poder de Deus. Hoje, alguns conselheiros afirmam algo semelhante, postulando que pessoas em depressão que procuram profissionais da *psique* estão em pecado, pois problemas psíquicos devem ser tratados apenas por conselheiros bíblicos que fizeram o curso "N" ou "M" ou que estudaram em determinado seminário.

O certo é que exageros desse tipo têm levado algumas pessoas ao suicídio. Não faz muito tempo uma pessoa que recebeu um treinamento que leva a esse exagero, pastor e professor de seminário, casado e com filhos, tirou a própria vida. Quando questionados os amigos e as ovelhas, responderam que o suicídio se deu por conta de uma depressão que o pastor sofria havia algum tempo. Pergunta-se: esse pastor procurou tratar-se com um profissional? Não! E por que não? Porque aprendeu no seminário e no curso "N" que depressão se trata com Bíblia. Para mim, o que o matou não foram suas mãos, mas os professores que o ensinaram mal a lidar com as questões da alma.

Alguns dados reais para seu conhecimento. De acordo com os dados do Ministério da Saúde do Governo Federal, no Brasil 32 pessoas se suicidam por dia. Segundo dados da Organização Mundial de Saúde, o Brasil é o oitavo país do mundo em números absolutos em suicídio. Os dados apontam para 804.000 suicídios por ano em todo o mundo (um suicídio a cada 40 segundos). De acordo com a OMS, 90% dos casos poderia ser evitado se um programa de prevenção

A graça na vida de Pedro:
quando a distância de Deus nos faz amargar

fosse adotado. Curiosamente, a faixa etária na qual mais se vê suicídios é acima dos 70 anos, principalmente por conta de doenças relacionadas à depressão. Já entre os jovens de 15 a 29 anos, o suicídio é a segunda principal causa de morte e, via de regra, também por causa da depressão. Dados do Ministério da Saúde de 2014 apontam para 10.600 casos de suicídio no país naquele ano. E segundo depoimento de Alexandrina Meleiros (coordenadora da Comissão de Combate ao Suicídio da Associação Brasileira de Psiquiatria) ao site da Agência Brasil, 98% das pessoas que suicidaram nestes 10.600 casos tinham transtornos mentais como depressão, transtorno bipolar, esquizofrenia, dependência de drogas.[108]

Martin Lloyd-Jones fala a esse respeito no livro *Depressão espiritual*, comentando, no capítulo 15 dessa obra, a situação dos destinatários da segunda epístola de Pedro.

Aparentemente, havia, no coração de Pedro, o desejo de proteger seus ouvintes de caírem no desânimo que leva à depressão. Estes deveriam perseverar em meio às aflições que os estavam levando ao desânimo, sentimento que, um dia, o próprio Pedro conheceu. As circunstâncias dos leitores de Pedro não eram exatamente idênticas àquela que ele viveu quando negou a Cristo, mas o que estava levando seus ouvintes ao

---

108 Uma rápida pesquisa na internet revela dados assustadores sobre a relação entre a depressão por transtornos mentais e a esmagadora maioria dos casos de suicídio no Brasil e no mundo. Não atentar para isso é algo, no mínimo, perigoso. Acesse estas informações nestes sites da Agência Brasil no blog Saúde do Ministério da Saúde. Disponível em: < http://www.blog.saude.gov.br/index.php/51602-fiocruz-ilumina-castelo-de-amarelo-na-luta-contra-o-suicidio> e < http://agenciabrasil.ebc.com.br/geral/noticia/2016-09/casos-de-suicidio-poderiam-ser-evitados-se-sinais-nao-fossem-banalizados>, acessados em 11 de set. 2016, 23:45:15.

desânimo guardava uma boa correlação com sua experiência, visto que seus leitores também estavam olhando para as circunstâncias, para os arredores, para os homens. E, sempre que deixamos de olhar para Deus, abre-se um caminho que nos pode levar à depressão. Isso significa que o caminho de volta, obviamente, é olhar para Deus e voltar-se para ele e sua Palavra.

O problema é que, muitas vezes, o problema espiritual já afetou o corpo da pessoa e, não raramente, sua *psique*. Nesse momento, a pessoa não deve mais ser tratada apenas por um conselheiro bíblico, mas também por outros profissionais da psicologia e/ou da medicina. Cada caso é um caso, merecendo análise com respeito e dedicação, sem jamais descartar-se a ajuda de um profissional, seja ele de que área for, sem que antes se tenha a exata noção do todo pelo qual sofre quem procura um conselheiro.

Quando tratada com exagero, a depressão pode levar o doente a olhar com dúvidas para o passado, especialmente para a vida anterior à sua entrega pessoal a Cristo. Se você está em luta contra a depressão, não deixe que a situação atual o leve a duvidar de sua conversão, reconduzindo-o a tudo o que, um dia, abandonou. A depressão carrega consigo uma série de mentiras, e você deve lutar contra elas. Essa é a razão para se fazer necessária a presença de pessoas sábias ao seu lado, ajudando-o a enxergar, de modo correto, seu presente e seu passado. Com seus próprios olhos, é possível olhar como o Senhor deseja que você se comporte. Só Deus pode lhe dar bons óculos para compreender seu passado, seu presente e as circunstâncias que o envolvem.

A graça na vida de Pedro: quando a distância de Deus nos faz amargar

Se você insistir em lutar sozinho contra a depressão, certamente entrará em um caminho de infelicidade. A solidão acaba levando à ineficácia, e esta, a lugar nenhum. Isso gera cada vez mais tristeza e mais solidão, a ponto de conduzir à morte. O tom de Pedro no restante da epístola acaba levando à compreensão de que havia uma vida em comunidade a ser vivida, e que é nessa vida comunitária que as pessoas se encontram e se curam, exortando-se, dando suporte umas às outras e mostrando-se produtivas na vida da coletividade. Os leitores de Pedro, portanto, deveriam estar atentos a tudo isso e fugir da ociosidade. A vida estéril coopera para aprofundar a depressão em sua vida.

Lições a serem esquecidas

Se um dia você aprendeu que depressão se cura apenas com a Bíblia, esqueça isso, para seu próprio bem! Se miopia se cura com a Bíblia e veia entupida no coração com oração, então tudo bem, continue na loucura de tratar depressão como um probleminha de segunda categoria. Entenda, contudo, que há mais gente que se mata por conta de depressão do que o número de assassinatos no mundo[109]. Cuide muito bem de seus sentimentos e do sentimento de quem o procura pedindo ajuda.

---

[109] De acordo com o site suicide.org, mais de 30.000 pessoas se suicidam anualmente no Estados Unidos da América e a principal razão para o suicídio é a depressão, quando esta doença mental não é tratada. Enquanto o suicídio por causa de depressão é a 11ª causa de morte nos EUA, o assassinato é a 13ª causa de morte no mesmo país. Segundo as estatísticas deste site, estes números correspondem ao que ocorre em outros países no mundo, aumentando ou diminuindo as colocações dependendo do país. Disponível em: < http://www.suicide.org/more-people-die-by-suicide-than-by-homicide.html >. Acesso em: 07 set. 2016, 20:15:05.

Outra lição a ser esquecida: se um dia lhe disseram que o importante é o que as pessoas pensam a seu respeito, que você é o que os outros dizem, ou se seu coração o tem levado a crer nisso, abandone também essa crença. Só Deus nos conhece verdadeiramente e só a ele importa nossa devoção. Deus é mais importante do que tudo. A opinião dele deve ser mais importante para você do que a de seus amigos ou vizinhos. Cuide para não dar aparência do mal, cuide para não agir de forma arrogante, não se importando com ninguém, mas cuide principalmente para não deixar que a opinião dos outros seja mais importante do que a de Deus.

Cuide-se. Deus o ama muito, e a vinda de seu Filho é a prova disso. Cuide para que a distância não leve você ao lugar no qual muitos negam o Senhor. Cuide para que seu coração esteja sempre cheio do Espírito Santo, a fim de ser socorrido na hora da tribulação e de poder também socorrer outras pessoas que venham a sofrer.

Reflita
Qual o motivo do choro amargo de Pedro?

_____
_____
_____
_____
_____
_____

A graça na vida de Pedro: quando a distância de Deus nos faz amargar

O que levou Pedro a escrever sua Segunda Epístola?
_____
_____
_____
_____
_____
_____

Qual o risco de você se importar mais com o que os outros pensam a seu respeito do que com o que Deus pensa?
_____
_____
_____
_____
_____
_____

Capítulo 17

A GRAÇA NA VIDA DOS DISCÍPULOS NO MAR:
QUANDO A AUSÊNCIA DE FÉ NOS DERRUBA

Onde está a vossa fé?
Jesus (Lc 8.25)

Quando se fala em fé, o que lhe vem à mente? O que é fé? Todo dizem possuí-la, mas será que essa fé, que aparentemente habita no coração de todas as pessoas, é a fé bíblica, capaz de sustentar as pessoas em meio às grandes batalhas da vida e, por fim, levá-las ao céu? Será que é possível uma pessoa com fé bíblica cair diante da negligência no "uso" dessa fé?

O exemplo analisado neste capítulo mostra que, mesmo que uma pessoa tenha fé, se não a colocar em prática, acontecerá, em sua vida, o mesmo que se passa na vida de todos que não têm fé alguma, ou seja, nada. A ausência de fé – ou a fé inoperante – é mais uma das tantas e tantas razões pelas quais as pessoas sofrem, exaustas. Todos que estão no início de uma luta possuem forças. Mas, à medida que a batalha vai-se arrastando por um longo período, sozinhas, muitas pessoas desanimam e começam a ceder. É nesse momento que tem início uma depressão muito difícil de passar, pois ainda que se resolva o problema, permanecem as lembranças de um suposto fracasso pessoal, de uma impotência diante daquela luta.

Sozinhos, nunca teremos um bom final. Com uma fé que nunca é posta em prática, igualmente. "Sem fé, é impossível agradar a Deus" (Hb 11.6). É preciso ter fé para se ver livre da condenação eterna, para se ver livre do inferno e também para se ver livre do desânimo que acompanha aqueles que lutam sozinhos. No entanto, observe o seguinte: é possível que você creia que não está sozinho, que Deus está a seu lado, mas, na prática, esteja só. É possível que Jesus esteja no barco de sua vida, mas que esteja dormindo.

É possível um discípulo não ter fé?

Permita-me chamar sua atenção para as palavras de Jesus a seus discípulos no capítulo 8 do Evangelho segundo Lucas: "Onde está a vossa fé?". Também quero chamar sua atenção para as circunstâncias em que essa pergunta foi feita.

> Aconteceu que, num daqueles dias, entrou ele num barco em companhia dos seus discípulos e disse-lhes: Passemos para a outra margem do lago; e partiram. Enquanto navegavam, ele adormeceu. E sobreveio uma tempestade de vento no lago, correndo eles o perigo de soçobrar. Chegando-se a ele, despertaram-no dizendo: Mestre, Mestre, esta-

A graça na vida dos discípulos no mar: quando a falta de fé nos derruba

mos perecendo! Despertando-se Jesus, repreendeu o vento e a fúria da água. Tudo cessou, e veio a bonança. Então, lhes disse: Onde está a vossa fé? Eles, possuídos de temor e admiração, diziam uns aos outros: Quem é este que até aos ventos e às ondas repreende, e lhe obedecem? (Lc 8.22-25)

O mar da Galileia fica a cerca de duzentos metros abaixo do nível do mar. Ao norte, tem-se o monte Hermon, a 2.760 metros de altitude. De maio a outubro, ventos fortes passam frequentemente pelos desfiladeiros e chegam ao vale, causando tempestades súbitas e muito violentas. Naquele dia, o mar estava calmo, até que os discípulos e Jesus chegaram ao meio do mar. Os discípulos estavam prestes a ver uma das mais poderosas manifestações de seu Deus. Jesus estava tão exausto que nem sentiu a violência com que as ondas atingiam o barco. Ondas muito altas batiam contra o barco, enchendo-o e quase o levando a pique. Houve muito esforço para lançar a água para fora do barco. E também muito esforço concentrado para manter o barco sob controle. Houve desespero, gritaria e medo. Tudo se concentrou no que cada um era capaz de fazer, na força de cada um. Todavia, todo esforço parecia inútil. Lembraram-se, então, de que Jesus estava no barco, dormindo. E foram acordá-lo. Ele se levantou, repreendeu o vento, e o vento e o mar se acalmaram; repreendeu os discípulos, e os discípulos ficaram impressionados. "Onde está a vossa fé?", essas foram suas palavras após a calmaria.

O mesmo fato foi registrado por Mateus em seu Evangelho:

Perguntou-lhes, então, Jesus: Por que sois tímidos, homens de pequena fé? E, levantando-se, repreendeu os ventos e o mar; e fez-se grande bonança. E maravilharam-se os homens, dizendo: Quem é este que até os ventos e o mar lhe obedecem? (Mt 8.26-27)

"Quem é este" revela a surpresa desses homens. "Que tipo de homem é este?", essa era a dúvida que lhes pairava na mente. Duvido que esperassem que a ajuda de Jesus fosse essa quando foram acordá-lo para ajudá-los. Imagino que esperavam por outro tipo de ajuda, menos extraordinária. Sua expressão de assombro revela isso. Talvez essa expressão de assombro revele um pouco do que eles mesmos imaginavam sobre a pessoa de Jesus. Eles criam que Jesus era de fato Deus, capaz de controlar a criação apenas com sua voz? Não sabemos, mas, pela reação daqueles homens diante do milagre, parece-nos um grupo para quem a pessoa divina de Cristo ainda não havia ficado patente.

Não devemos assustar-nos com isso, pois os discípulos não eram super-homens. Eram homens comuns – na verdade, doze homens comuns. E, mesmo no final de suas vidas, a concepção que tinham de Jesus Cristo ainda não estava madura. O que vemos é uma verdade nada "bonita", não fosse a mensagem que isso tem para nós.

A impressionante transparência bíblica

Eu louvo a Deus pela vida dos discípulos. Louvo a Deus porque eram homens fracos, cheios de imperfeições, e louvo

A graça na vida dos discípulos no mar: quando a falta de fé nos derruba

ainda mais a Deus por sua graça em registrar a história desses homens na Bíblia. Eram seres humanos como nós. Com as mesmas fraquezas, as mesmas tendências e os mesmos pecados. Imagine se a preocupação de Deus fosse transmitir-nos a história de seres humanos perfeitos. Por que a Bíblia nos traz a história de pessoas tão comuns? Por que expor a nós momentos na vida dos discípulos em que eles não agiram de modo heroico ou exemplar? Por que nos mostrar esse lado falho?

A razão é simples. Mostrar a nós que não existem homens perfeitos, supercrentes, imbatíveis ou indestrutíveis. Mostrar a nós que não há diferença entre nós e aqueles homens galileus e judeus do século I. Assim eles eram: cheios de falhas, defeitos, fraquezas, imperfeições e pecados. Assim somos todos nós. Com isso em mente, devemos lembrar-nos do que Deus fez na vida daqueles homens, vindo a transformá-los no futuro. Eles nem sempre foram assim. Em sua caminhada com Jesus e, após sua morte, com o Espírito, foram transformados à imagem de Cristo, crescendo em graça, força, fé, sabedoria, conhecimento e amor perante Deus.

Assim deveria ser conosco também. Tendemos a olhar para "grandes" homens de Deus no passado e acharmos que nunca seremos como eles. Essa é uma grande falha! Em primeiro lugar, porque eles não eram "grandes", mas pequenos e frágeis. À medida que iam diminuindo, Cristo "crescia" em suas vidas. Era em sua fraqueza que o poder de Cristo se manifestava. Em segundo lugar, porque tal pensamento revela um coração indisposto a crescer à imagem de Cristo, um coração que deseja mais seguir a própria vontade do que a vontade de Deus para sua vida (ou seja, o crescer em santidade – 1Ts 4.3).

Quando as tempestades, as dificuldades, as tentações, as tribulações e os apertos se levantam em nossa vida, temos a mesma tendência dos discípulos: preocupamo-nos em resolver os problemas, em solucioná-los, dando o melhor de nós para sairmos daquela situação. No entanto, invariavelmente, esse esforço não leva a nada. Aliás, somos frequentemente forçados a lembrar que, na maioria das vezes, isso leva, sim, a algo: a uma depressão. O desespero virá acompanhado da sensação de que não temos mais chance, de que tudo está acabado, perdido. Somos cristãos tementes a Deus, mas, por não colocarmos nossa fé em prática, perdemos a oportunidade de ver o poder e o milagre de Deus constantemente em nossa vida.

Uma fé posta em prática

Mas como podemos colocar nossa fé em prática? Será que sabemos o que realmente é fé? A Sagrada Escritura nos diz que a fé nos foi dada por Deus como um presente por ocasião de nossa salvação:

> Porque pela graça sois salvos, mediante a fé; e isso não vem de vós; é dom de Deus. (Ef 2.8)

Somos salvos pela fé em Cristo Jesus e em sua obra. No entanto, essa fé nos é dada por Deus como um presente. Um presente que não merecemos, por isso o chamamos de graça (presente/favor não merecido). Então, todos nós que já nos

A graça na vida dos discípulos no mar: quando a falta de fé nos derruba

convertemos a Cristo temos fé. E precisamos colocá-la em prática. Deus quer e espera isso de nós! Foi essa mesma fé que Jesus cobrou dos discípulos. Onde estava a fé deles, se não a puseram em ação na hora da tempestade? "Onde está a sua fé", que não é posta em ação na hora da dificuldade? O ponto é o mesmo.

Jesus está falando de algo que está em nós, que nos foi dado por Deus e que não temos usado, talvez por preferirmos confiar em nós mesmos. E só sofremos com isso. Passamos por medo, depressão, angústia e desespero sem necessidade alguma.

A fé é um dom de Deus. Ele a dá a todos os que têm um encontro com nosso Senhor Jesus Cristo por meio da obra do Espírito Santo. Nesse encontro, a fé nos é dada para que creiamos em sua obra por nós e em sua bendita pessoa. Assim diz a Sagrada Escritura:

> E, assim, a fé vem pela pregação, e a pregação, pela Palavra de Cristo. (Rm 10.17)

A fé vem. Ela não está em nós. Ela não é criada naturalmente dentro de nós. Veja mais este texto:

> Olhando firmemente para o Autor e Consumador da fé, Jesus... (Hb 12.2)

O autor da fé que há em mim é Jesus. É ele quem a cria e a consuma em meu coração. Eu a recebo por meio da pregação da Palavra de Cristo, ou seja, do Evangelho. Trata-se de um presente, de um dom. Mais uma vez:

DEPRESSÃO E GRAÇA

> Porque pela graça sois salvos, mediante a fé; e isto não vem de vós; é dom de Deus. (Ef 2.8)

O que é um dom, um presente, de Deus? Resposta: a fé e tudo o mais que vem antes, no Capítulo 2 de Efésios. Assim, a Bíblia nos ensina que Jesus é o autor da fé que há em nós; que é ele quem, segundo seu poder e soberania, a consuma em nossas vidas quando o Evangelho nos é pregado; e que nada podemos fazer para nos tornarmos merecedores dela, pois se trata de um presente, de um dom que Deus nos dá.

Uma vez que recebemos fé para crer genuinamente, nossa vida é transformada para sempre, de uma vez por todas. Não as lutas ou o que acontece ao nosso redor, mas nosso interior e a atitude com que enfrentamos as tempestades e tribulações desta vida. Nesse encontro gracioso com Cristo, tudo muda em nossa vida – passamos, então, a perceber quanto éramos cegos e como agora enxergamos.

Assim, uma vez que temos essa fé, temos de colocá-la em prática. Ela não nos é dada para ser enterrada, sem que a usemos. Devemos apegar-nos a ela em todos os momentos, sobretudo naqueles de maior tribulação. Afinal, trata-se de um dom de Deus! Não devemos considerá-la de pouca monta. Trata-se de um presente mais do que especial. Deus é bom, e sua bondade se revela também nisto: em criar a fé e nos dar, para que vivamos de um modo que lhe agrade. Afinal:

> De fato, sem fé é impossível agradar a Deus, porquanto é necessário que aquele que se aproxima de Deus creia que

ele existe e que se torna galardoador dos que o buscam. (Hb 11.6)

Como devemos agir diante do medo?

O cristão nunca deve perder o controle da situação ou desesperar-se. Esse é um ensino largamente pregado no Novo Testamento. O cristão nunca deve, como uma pessoa sem Cristo, ser alguém desanimado, triste, depressivo, agitado, alarmado, frenético ou perdido. Não estamos mais no escuro (trevas). Temos a luz do mundo em nós. O desespero é para os incrédulos, aqueles que não têm fé. Para eles, cabem as piores angústias, pois, nas tribulações, contam apenas com a força de seus braços. No entanto, aqueles que tiveram um encontro com Jesus por meio da obra do Espírito sabem que não contam apenas com a força de seus braços, pois estão nos braços de Deus todo-poderoso.

O medo e a ansiedade, como já dito neste livro, são reações naturais que nos foram dadas pelo próprio Criador. Em um estágio natural e inicial, não são pecaminosas. Mas, se não soubermos como lidar com a angústia, o medo, o desespero, a dúvida etc., nessa nova vida com Cristo, nenhuma diferença ele fará, muito menos o dom da fé, que um dia nos foi dado. A ansiedade exagerada e muito prolongada pode revelar que, em seu coração, você está lutando sozinho, na crença de que tudo se resolverá pela força de seu braço. Essa é uma reação típica das pessoas que estão sem Cristo.

É mais do que natural que vejamos pessoas sem comunhão com Deus se desesperando diante de algumas situações na vida. Essas pessoas chegam ao ponto de entrar em depressão. Quando entram em uma tempestade, não têm por quem gritar. Por isso se desesperam. Você não é assim. Você sabe a quem pode e deve gritar por socorro. É da mão de Deus que vem a nossa paz (que excede todo entendimento).

O desespero inconsolável é normal na vida de um incrédulo pela simples razão de lhe faltar algo muito importante que o cristão possui: fé! A fé que veio de Deus como um presente aos seus.

Fé posta em prática

Você e eu temos de exercitar nossa fé. Fé é algo que deve ser exercitado, posto em prática. É isso que Jesus diz aos discípulos. Ele diz: "Onde está a vossa fé?", ou seja, "Por que vocês não estão utilizando a vossa fé e a aplicando nessa situação?". Veja, como eles não puseram sua fé em prática, tornaram-se tristes, ficaram em estado de choque, pelo menos naquele breve período.

Uma forma de exercitar sua fé é recusando o pânico. A outra é não deixando de levar todas as suas preocupações na forma de oração a Deus. Isso, por si, já lhe trará força e esperança, evitando-lhe o desespero e a desesperança.

Leve, portanto, a Deus tudo o que incomoda você. Não deixe de falar com ele. A todo instante, voam flechas sobre nossas cabeças, dardos do inimigo querendo nos ferir e nos desviar do caminho. Só por isso, não deveríamos deixar de orar o tempo todo, ininterruptamente. A cada trinta minutos, corra para Deus e exponha diante dele suas aflições, medos, dúvidas e tristezas. Não permita que se acumulem, em seu coração, as preocupações do dia a dia. À medida que forem aparecendo, voe para Deus e derrame sobre seus pés a súplica sobre o que preocupa você. Essa primeira preocupação é saudável, pois é dada por Deus para nos levar a ele, de onde podemos receber graça e misericórdia no tempo oportuno, como nos diz o autor de Hebreus.

Fé: ainda que pequena, levou-os até Cristo

Mas deixe-me dizer-lhe uma última palavra. Não importa quão pobre ou pequena tenha sido a fé dos discípulos naquele barco, foi suficiente para levá-los até Jesus. Depois de todo estresse, agitação e desespero, eles foram até ele. Algo neles ainda dizia que Jesus podia fazer a diferença e, então, foram chamá-lo, dizendo: "Mestre, o Senhor não vai fazer nada?".

É uma fé muito pequena, você pode pensar, mas ainda é fé, graças a Deus! E, ainda que seja do tamanho de um grão de mostarda, será suficiente para nos levar até ele e encontrarmos descanso e paz. Também encontraremos poder para transformar situações impossíveis em milagres maravilhosos. Só ele é capaz de abrir caminhos onde parece não haver nenhum.

Se você está passando por uma grande tribulação, tome isso como uma maravilhosa oportunidade para provar sua fé, para colocá-la em prática e trazer glória ao seu grande e santo Nome. Mas, se for muito difícil para você fazer isso, se as pressões, as tentações, o mundo, o diabo e tudo o mais forem fortes demais contra você, então só há uma saída: voe para os braços de Deus. Não demore para se ajoelhar e levantar as mãos clamando por socorro.

> Sacrifícios agradáveis a Deus são o espírito quebrantado; coração compungido e contrito, não o desprezarás, ó Deus.
> (Sl 51.17)

Ele o receberá, o abençoará e o libertará. Mas, uma vez liberto, não se esqueça: a fé é uma atividade, algo que deve ser aplicado continuamente. Nunca deixe de colocá-la em prática, de exercitá-la.

"Onde está a sua fé?"

Reflita

Os discípulos de Cristo, quando passaram por esse breve momento de aflição, encheram-se de desespero, gritaria e medo. Isso lhe soa familiar? Você já passou por um momento assim?

_____
_____
_____
_____

Como devemos pôr nossa fé em prática a fim de não cairmos nesses breves momentos de aflição?

_____
_____
_____
_____

A graça na vida dos discípulos no mar: quando a falta de fé nos derruba

Após o estresse, a agitação e o desespero, os discípulos foram até Jesus. Isso resolveu o problema deles e trouxe paz à situação. Você também já experimentou essa paz? Já experimentou o que é ir até Cristo e alcançar a paz em um breve momento de desespero?

_____
_____
_____
_____
_____

Capítulo 18

A GRAÇA NA VIDA DOS DISCÍPULOS DE EMAÚS:
QUANDO NOSSAS ESPERANÇAS SÃO FRUSTRADAS

Porque em esperança fomos salvos. Ora, a esperança que se vê não é esperança; porque o que alguém vê como o esperará?

Paulo (Rm 8.24)

Há uma música belíssima de Loreena McKennitt que retrata as palavras de São João da Cruz em seu poema e livro sobre a *Noite Escura*, palavras de alguém que experimenta a angústia do sofrimento e da falta de esperança. Em uma parte da letra, ela canta assim:

> Sobre aquela noite enevoada,
> no secreto, além das vistas dos mortais,
> sem um guia ou uma luz,
> a não ser por Aquele que ardeu tão profundamente em meu coração,

aquele fogo me levou
e brilhou mais forte que o sol ao meio-dia.
Para onde Ele ainda esperava,
era um lugar para onde ninguém podia vir.

Eu perdi a mim mesmo por Ele,
e debrucei minha face sobre o peito de meu Amado.
E preocupações e dor desapareceram,
como as névoas da manhã se tornam luz.
Lá, elas [as preocupações e a dor] sumiram em meio aos claros lírios.
Lá, elas sumiram em meio aos claros lírios.
Lá, elas sumiram em meio aos claros lírios.[110]

A ideia por trás desta canção é retratar como alguém em profunda dor e desesperança pode encontrar consolo e conforto no encontro com o Salvador. Tal encontro promove esperança[111]. Mas, o que é esperança?

É praticamente impossível definir certas virtudes presentes no cristianismo. Como definir o amor? Como definir graficamente o perdão? E, entre tantos outros benefícios que o Espírito Santo traz ao coração dos que amam a Deus, a esperança talvez seja a mais difícil de se definir.

Os brasileiros costumam dizer que "a esperança é a última que morre". Esperança é a palavra que muitos usam

---

110 Disponível em: <http://www.celticlyricscorner.net/mckennitt/dark.htm>. Acessado em: 08 set. 2016, 18:25:58.
111 A letra toda da música pode ser encontrada aqui: https://www.letras.mus.br/loreena-mckennitt/25286/traducao.html (acessado em 11 set. 2016).

na política para angariar votos. Esperança é a palavra mais usada pelas religiões. Todavia, hoje em dia, há um grande número de pessoas em depressão por causa de alguma esperança frustrada.

A esperança está sempre ligada ao futuro. E, como o futuro de tudo e de todos é incerto, a esperança sempre estará ligada ao indescritível. Todos nós precisamos dela. Todos, em alguma medida, lidamos com a esperança ou com sua ausência. E, assim, todos devemos compreender o que a Sagrada Escritura diz sobre nossa segurança quanto ao futuro.

Esperança é o ato de esperar. E esperar não é fácil! Ainda mais quando se espera tanto por algo que, depois de um longo tempo, acontece de uma forma completamente diferente daquela que sonhamos ou imaginamos. Nesse momento, ficamos frustrados... "a esperança é a última que morre", mas, para alguns, aparentemente já morreu.

Frustrando-se com quem você menos imagina

Uma história na Bíblia sobre esperança frustrada sempre me chamou muito a atenção. Ela nos fala de dois jovens que nutriam grande esperança quanto à vida e ao ministério de Jesus, mas que, no dia da crucificação, tudo acabou se desmoronando. Eles imaginavam que Jesus Cristo libertaria os judeus do jugo do Império Romano. Esperavam que o Messias fosse um grande libertador nacional. Seguiram-no, confiaram nele e, sinceramente, esperavam que a vida dele não terminasse daquela forma: recebendo a pior e mais terrível pena de morte da época: a crucificação. Leia atentamente essa história e veja como o Senhor lhes abriu os olhos para que compreendessem a verdadeira esperança que Deus deseja que todos nós tenhamos.

> Naquele mesmo dia, dois deles estavam de caminho para uma aldeia chamada Emaús, distante de Jerusalém sessenta estádios. E iam conversando a respeito de todas as coisas sucedidas. Aconteceu que, enquanto conversavam e discutiam, o próprio Jesus se aproximou e ia com eles. Os seus olhos, porém, estavam como que impedidos de o reconhecer. Então, lhes perguntou Jesus: Que é isso que vos preocupa e de que ides tratando à medida que caminhais? E eles pararam entristecidos. Um, porém, chamado Cleopas, respondeu, dizendo: És o único, porventura, que, tendo estado em Jerusalém, ignoras as ocorrências destes últimos dias? Ele lhes perguntou: Quais? E explicaram: O que aconteceu a Jesus, o Nazareno, que era varão profeta, poderoso em obras e palavras, diante de Deus e de todo o povo, e como os principais sacerdotes e as nossas autoridades o entregaram para ser condenado à morte e o crucificaram. Ora, nós esperávamos que fosse ele quem haveria de redimir a Israel; mas, depois de tudo isto, é já este o terceiro dia desde que tais coisas sucederam. É verdade também que algumas mulheres, das que conosco estavam, nos surpreenderam, tendo ido de madrugada ao túmulo; e, não achando o corpo de Jesus, voltaram dizendo terem tido uma visão de anjos, os quais afirmam

A graça na vida dos discípulos de Emaús: quando nossas esperanças são frustradas

que ele vive. De fato, alguns dos nossos foram ao sepulcro e verificaram a exatidão do que disseram as mulheres; mas não o viram. Então, lhes disse Jesus: Ó néscios e tardos de coração para crer em tudo o que os profetas disseram! Porventura, não convinha que o Cristo padecesse e entrasse na sua glória? E, começando por Moisés, discorrendo por todos os profetas, expunha-lhes o que a seu respeito constava em todas as Escrituras.

Quando se aproximavam da aldeia para onde iam, fez ele menção de passar adiante. Mas eles o constrangeram, dizendo: Fica conosco, porque é tarde, e o dia já declina. E entrou para ficar com eles. E aconteceu que, quando estavam à mesa, tomando ele o pão, abençoou-o e, tendo-o partido, lhes deu; então, se lhes abriram os olhos, e o reconheceram; mas ele desapareceu da presença deles. E disseram um ao outro: Porventura, não nos ardia o coração quando ele, pelo caminho, nos falava, quando nos expunha as Escrituras? E, na mesma hora, levantando-se, voltaram para Jerusalém, onde acharam reunidos os onze e outros com eles, os quais diziam: O Senhor ressuscitou e já apareceu a Simão! Então, os dois contaram o que lhes acontecera no caminho e como fora por eles reconhecido no partir do pão.

Falavam ainda estas coisas quando Jesus apareceu no meio deles e lhes disse: Paz seja convosco! Eles, porém, surpresos e atemorizados, acreditavam estarem vendo um espírito. Mas ele lhes disse: Por que estais perturbados? E por que sobem dúvidas ao vosso coração? Vede as minhas mãos e os meus pés, que sou eu mesmo; apalpai-me e verificai, porque um espírito não tem carne nem ossos, como vedes que eu tenho. Dizendo isto, mostrou-lhes as mãos e os pés. E, por não acreditarem eles ainda, por causa da alegria, e estando admirados, Jesus lhes disse: Tendes aqui alguma coisa que comer? Então, lhe apresentaram um pedaço de peixe assado [e um favo de mel]. E ele comeu na presença deles.

A seguir, Jesus lhes disse: São estas as palavras que eu vos falei, estando ainda convosco: importava que se cumprisse tudo o que de mim está escrito na Lei de Moisés, nos Profetas e nos Salmos. Então, lhes abriu o entendimento para compreenderem as Escrituras; e lhes disse: Assim está escrito que o Cristo havia de padecer e ressuscitar dentre os mortos no terceiro dia e que em seu nome se pregasse arrependimento para remissão de pecados a todas as nações, começando de Jerusalém. Vós sois testemunhas destas coisas. Eis que envio sobre vós a promessa de meu Pai; permanecei, pois, na cidade, até que do alto sejais revestidos de poder.

Então, os levou para Betânia e, erguendo as mãos, os abençoou. Aconteceu que, enquanto os abençoava, ia-se retirando deles, sendo elevado para o céu. Então, eles, adorando-o, voltaram para Jerusalém, tomados de grande júbilo; e estavam sempre no templo, louvando a Deus. (Lc 24.13-53)

Esse evento teve lugar no dia em que Cristo ressuscitou, no primeiro dia de um novo mundo que ressuscitou com ele.[112] No entanto, as bênçãos desse novo mundo estavam atadas

---

112 Henry, op. cit., Lc 24:13-35.

A graça na vida dos discípulos de Emaús: quando nossas esperanças são frustradas

a um grupo muito pequeno que havia seguido e aprendido com Jesus de Nazaré. E, mesmo entre estes, a esperança que tinham sobre esse novo mundo foi frustrada quando o grande libertador e Messias acabou sendo morto da maneira mais trágica possível no primeiro século da era cristã.

Esperanças frustradas

Esse texto nos apresenta a história de dois jovens cujas esperanças haviam sido frustradas naquele dia. Eles estavam tristes. Haviam sido discípulos de Jesus, cheios de esperança de que ele seria aquele que devolveria a Israel um reino independente e soberano. Pois Cristo era tido por muitos como aquele que devolveria o reino a Israel. Cristo havia falado sobre o reino. Havia feito milagres e ensinado coisas que o apontavam como o Messias esperado. Havia uma grande expectativa sobre o Nazareno. Todavia, quando o viram crucificado, pairou a seguinte dúvida: será ele mesmo o filho de Deus que viria ao mundo? Não era ele quem restauraria o reino em Israel? E como, então, fora crucificado, morto e sepultado?!

Com a morte de Cristo, muitos se frustraram e se entristeceram. Até os onze apóstolos ficaram cheios de dúvida e medo de acabarem mortos também. É quando Cleopas e seu amigo estão a caminho para a pequena aldeia chamada Emaús, que ficava a pouco mais de onze quilômetros de Jerusalém. Enquanto caminhavam, dizem as Escrituras, o próprio Jesus aproximou-se deles e começou a acompanhar a conversa, perguntando-lhes: "Que palavras são essas que, caminhando, trocais entre vós?". E, nesse momento, Cleopas para e, muito entristecido (v.17), e estranhando sua pergunta, responde: "És tu o único peregrino em Jerusalém que não soube das coisas que nela têm sucedido nestes dias?". E, Jesus, chamando-os para a conversa, pergunta: "Quais?".

Daí, então, percebemos a tristeza de Cleopas e seu amigo por causa de uma esperança frustrada. No verso 21, eles confessam o que esperavam do tal Jesus de Nazaré: "Ora, esperávamos que fosse ele quem havia de remir Israel". Porém, já era domingo, e Jesus fora crucificado na sexta-feira, às nove da manhã. Às três da tarde, estava morto, sendo rapidamente sepultado antes das seis da tarde. Era domingo de Páscoa! O próprio Jesus ressuscitado estava ali ao lado deles, e eles não se deram conta disso. Com frequência, eventos que parecem ser devastadores são fundamentais para a ação e o propósito de Deus em nossas vidas.[113]

Após exporem àquele peregrino desconhecido sobre o que havia acontecido em Jerusalém naqueles últimos dias, e a razão pela qual estavam tão tristes e frustrados, Jesus lhes diz:

> Ó néscios, e tardos de coração para crerdes em tudo o que os profetas disseram! Porventura não importa que o Cristo padecesse essas coisas e entrasse na sua glória? E, começando por Moisés, e por todos os profetas, explicou-lhes o que dele se achava em todas as Escrituras.

Foi assim que teve início a pregação mais fantástica de toda a história da humanidade. O próprio Jesus pregou para

---

113 Bock, op. cit., pp. 458-59.

uma audiência de duas pessoas sobre si mesmo, o Messias, expondo, durante horas, todo o Antigo Testamento. Quanto eu gostaria de ter estado ali, ouvindo a voz doce e suave do Redentor, e ter meu coração aquecido por palavras tão puras, tão santas, tão libertadoras e tão sábias!

Mas, dentro dos propósitos de Deus, a pregação daquele dia estava destinada apenas àqueles dois jovens frustrados. E, assim, ambos ouviram tudo com muita atenção, até chegarem ao seu destino. Não sei se você já conhecia essa história e se já havia parado para pensar em suas implicações. Vamos refletir um pouco mais.

Uma pregação mais do que fantástica!

Deve ter sido a pregação mais fantástica de toda a história. Jesus, pregando em todo o Antigo Testamento, para aqueles dois apenas ouvirem! Que maravilhoso deve ter sido para aqueles jovens ouvirem da boca do próprio Cristo a mensagem da salvação! E Lucas nos diz que, quando eles estavam se aproximando de Emaús, Jesus simulou que caminharia para mais longe. Os discípulos, porém, insistiram para que ele ficasse, jantasse e dormisse na casa deles. E Jesus aceitou. Assim, na hora da refeição, após Jesus ter dado graças pelo alimento, os olhos de ambos foram "abertos" para perceberem que aquele peregrino era o próprio Jesus que havia sido morto. E, então, Jesus desapareceu.

Eles correram de volta os onze quilômetros até Jerusalém para contar tudo isso aos onze apóstolos e, enquanto contavam, eis que Jesus novamente apareceu no meio deles, deixando a todos com um misto de medo, alegria e espanto. Agora não havia mais dúvida para ninguém: Jesus havia ressuscitado!

Da mesma forma que aqueles discípulos no caminho de Emaús, também nós não estamos livres de nos frustrarmos com esperanças e expectativas em nossa vida espiritual. Deus nos deixou muitas promessas. E nós, quando as conhecemos, agarramo-nos a todas. E, como as promessas de Deus para nós são de vida eterna, abundante, maravilhosa, às vezes não entendemos o porquê das dificuldades e dos sofrimentos.

Nunca duvide da Palavra de Deus!

O que aprendemos com esse texto das Escrituras é que a Palavra de Deus sempre se cumpre! Às vezes, nós é que não enxergamos direito!

Os discípulos no caminho de Emaús se frustraram porque imaginavam que a promessa de Deus haveria de se cumprir de um jeito. A promessa se cumpriu, mas não do jeito que eles imaginavam e esperavam (aliás, não só eles, mas todos os discípulos). O Rei veio e inaugurou seu reino! Contudo, naquele exato momento, eles não conseguiram entender como aquilo era o cumprimento da vontade de Deus. Assim também acontece na vida de todos nós. Muita coisa que nos acontece, embora não nos pareça o melhor naquele exato instante, é, indubitavelmente, o melhor de Deus para nossa vida. Deus tem sempre o melhor para seu povo. Ainda que esse melhor não nos pareça assim. No entanto, passado algum tempo, iremos reconhecer que o que se passou conosco foi exatamente o melhor.

A graça na vida dos discípulos de Emaús: quando nossas esperanças são frustradas

Somos lerdos para perceber o melhor de Deus. Focamos tanto em nossa própria percepção ou senso de necessidade que nos esquecemos de que o Senhor vê, lá do alto, nossa real condição. Só ele sabe exatamente o que é melhor para nós. E nunca nos esqueçamos: é por amor que, muitas vezes, ele não nos dá conforme lhe pedimos, mas segundo sua própria vontade, que sempre será melhor, boa e agradável.

Nunca duvide dessa palavra. Nunca duvide da Sagrada Escritura, que afirma, com muita convicção, o cuidado sempre presente de Deus em nossa vida. A dúvida na promessa é o que, algumas vezes, gera tanta angústia. A dúvida na Palavra de Deus é o que gera excesso de confiança em nossa própria capacidade de escolher o que é ou não o melhor para cada um de nós.

Os planos de Deus nem sempre serão como os nossos

Nem sempre os planos de Deus se cumprem como esperamos. Os planos de Deus para nós são de paz e de uma vida abundante, incluindo moldar-nos, no dia a dia, até que fiquemos o mais parecidos possível, com seu filho, Jesus. E, nesse processo de nos transformar, de nos santificar, de nos purificar e de nos tornar santos como ele, tudo cooperará para nosso bem! E este é o maior bem de todos: o de sermos conformados à sua imagem (Rm 8.28-29). Mas, além desses planos do Senhor de nos transformar à imagem de seu filho, existem aqueles relacionados ao dia a dia. Planos atrelados à carreira que seguiremos, ao casamento, aos contatos que faremos, tudo está atrelado ao seu propósito maior, que é o de nos conformar à imagem de Jesus.

Não se assuste quando determinado plano que você traçou não der certo. Apenas confie, pois o Senhor está no controle. Não se desespere quando a resposta esperada não chegar no tempo que você gostaria. Esteja sempre certo de que o Senhor nunca o abandona e que o silêncio apenas testifica que a hora de o Senhor responder ainda não é chegada. O melhor sempre virá das mãos de Deus. Essa é a única certeza que podemos ter. Quando buscamos por ele, não podemos esperar outra coisa que não seja o melhor.

Lembro-me de John Piper, em uma das conferências *Juntos pelo Evangelho* (*Together for the Gospel*), orando por Matt Chandler, que acabara de passar por uma cirurgia para a retirada de um tumor no cérebro. Em sua oração, Piper encerra agradecendo a Deus porque, uma vez que eles o estavam buscando, não podiam esperar outra coisa a não ser o melhor. A resposta do Senhor para eles viria com certeza. E, quando viesse, seria a melhor – ainda que não fosse da maneira como eles estivessem esperando.

É dessa certeza que falo com você. Se Deus lhe deu sua Palavra, confie nela. Isso só trará paz ao seu coração. A desconfiança é uma das grandes causas da depressão e da angústia pelas quais tantas pessoas passam.

Você confia na Palavra de Deus?

Por isso, confie na promessa e nunca duvide dela! Tudo o que está acontecendo em sua vida faz parte do plano de Deus para

A graça na vida dos discípulos de Emaús: quando nossas esperanças são frustradas

você. Deus nunca é pego de surpresa. Para ele, não há surpresa, muito menos improvisos. Ele não conserta; ele cria. Ele não sonha; ele decreta, determina. Como Deus soberano que é, podemos descansar em suas mãos, cientes de que os céus e a terra obedecem à sua voz. Como seus filhos, não há razão para duvidarmos de seu amor e providência no momento e na circunstância certos.

Às vezes, não entendemos como algo pode estar debaixo do plano de Deus (um desemprego, uma doença grave, um assalto, um grave acidente, a morte de um ente querido, a perda de mobilidade física etc.), mas, segundo as Escrituras, tudo, absolutamente tudo, está debaixo do controle do Senhor e está cooperando para nosso bem. Assim como aquela situação em Jerusalém que não estava sendo entendida por ninguém, mas estava em perfeita consonância com o plano de Deus para a salvação da humanidade, hoje também, em sua vida, tudo o que acontece está debaixo do cuidado e do controle minucioso de Deus para seu bem e sua segurança.

Então, confie! Não se frustre jamais! Ele está com você, talvez você não se dê conta disso, da mesma forma que os discípulos no caminho de Emaús não perceberam Jesus ao seu lado. Confie e descanse em sua graça, para não entrar em uma tristeza desnecessária! Nele, você sempre encontrará esperança. Você está nas mãos dele (Is 49.16). Nunca se esqueça dessa preciosa verdade.

Reflita

Você já esperou muito por algo que estar certo de que iria acontecer? Como se sentiu quando não aconteceu? Qual foi o sentimento de seu coração? Escreva um pouco sobre essa experiência.

_____
_____
_____
_____

Qual era a expectativa do coração daqueles dois discípulos no caminho de Emaús?

_____
_____
_____

Quando você não entender o porquê da situação que atravessa, não entender o modo de Deus agir em sua vida, como deve reagir? Qual lição o encontro de Jesus com os discípulos no caminho de Emaús nos dá?

_____
_____
_____
_____

Capítulo 19

A GRAÇA NA VIDA DE PAULO:
QUANDO AS TRIBULAÇÕES NOS DERRUBAM

Porquanto, para mim, o viver é Cristo, e o morrer é lucro.
(Fp 1.21)

Há muitas pessoas que pensam que tornar-se um cristão significa estar livre dos sofrimentos. Se, algum dia, isso passou pela sua cabeça, simplesmente esqueça. Isso nunca foi e nunca será verdade. Existem igrejas que chegam a convidar pessoas para fazerem parte de suas comunidades com placas do tipo "Pare de sofrer!". Outras propõem de tal modo o fim do sofrimento que, se qualquer membro daquela comunidade procurar por seu líder espiritual dizendo que está passando por problemas ou tribulações, o que essa pessoa imediatamente ouvirá é: você tem algum pecado não confessado na vida. Ou seja, cristão só sofre se tiver pecado escondido na vida. Um cristão verdadeiro, dizem eles, jamais sofrerá. Será que isso é verdade? Você já passou por momentos de sofrimento em sua vida nos quais se questionou se de fato era cristão? Já acreditou que, se é realmente cristão, não deveria sofrer? Se isso já aconteceu com você, espero que este capítulo lhe mostre que o sofrimento não só faz parte da vida de qualquer cristão, como deve ser esperado pelos verdadeiros cristãos.

Dentro da ideia de sofrimento, você pode imaginar uma grande diversidade: doenças, morte de pessoas queridas, depressão, acidentes, desemprego, perseguições etc. O cristão não está livre de absolutamente nada disso. O próprio apóstolo Paulo também passou por momentos angustiantes e de grande tristeza. Sabemos, por suas epístolas, que a vida de Paulo não foi um "mar de rosas", como alguns, por puro desconhecimento dos fatos, imaginam.

É possível ter uma vida sem tribulações?

Olhando para a vida de Paulo, percebemos que não é possível uma vida sem sofrimentos. Ainda que você seja alguém como o próprio Paulo, alguém dedicado ao chamado de Deus para sua vida, alguém santificado, alguém que está vivendo para a glória de Deus, alguém perseguido por sua fé, alguém que pode dizer para outros que o sigam, que o imitem, por plena certeza de que você também é um seguidor de Cristo. Ainda que seja usado por Deus para levar o Evangelho a muitos países e a milhares de pessoas, você não estará livre das aflições e tribulações a que todos nós estamos sujeitos neste mundo.

Assim como Cristo não esteve livre de sofrimentos, você também não está. Paulo sabia disso. Por isso, não o vemos reclamando de suas tribulações. Muito menos o vemos prometendo aos outros uma vida sem tristeza, tempestade ou angústia. Paulo pregou a verdade, e isso lhe trouxe muitos

A graça na vida de Paulo: quando as tribulações nos derrubam

problemas. Há momentos, inclusive, em que ele afirma que, no seu caso, o morrer seria lucro, mas que, enquanto estivesse vivo, seu viver seria Cristo (Fp 1.21). Em sua segunda carta aos Coríntios, no capítulo 4, Paulo afirma que, em sua caminhada neste mundo, passou por muitas tribulações e provações.

> O fato é que em tudo somos atribulados, porém não angustiados; perplexos, porém não desanimados; perseguidos, porém não desamparados; abatidos, porém não destruídos; levando sempre no corpo o morrer de Jesus, para que também a sua vida se manifeste em nosso corpo.
> (2Co 4.8-10)

Veja, em tudo somos atribulados! (2Co 4.8-10) A palavra que o apóstolo usa é θλιβω (thlibō), que significa sofrer duramente, ser posto em grande problema. Esse estado é característico de pessoas que precisam desesperadamente de socorro externo. Um estado em que todos naturalmente clamam por socorro. E Paulo exorta os Coríntios de que a vida deles seria cercada de sofrimento durante todo o tempo.

Algo digno de nota é que toda a tribulação que cerca os cristãos não geraria neles angústia. Isso é estranho, humanamente falando. Problemas geram angústia. Como as tribulações sofridas pelos cristãos não gerariam angústia em suas almas? Paulo faz uma distinção, portanto, entre tribulação e angústia. Obviamente, creio que Paulo não está tratando aqui do nível de angústia que é natural a todos os seres humanos em situações imediatas. O que quero dizer é que, no momento imediato em que recebemos uma notícia muito triste, naturalmente somos tomados por ansiedade e angústia. Isso é natural. Esse nível natural e imediato às notícias tristes não é considerado pecaminoso. Deus nos fez assim. O mesmo vale quando ficamos sabendo (ou mesmo nos lembramos) de algo que nos sucederá no futuro, algo sobre o que não temos controle nem domínio. Em situações tais, somos naturalmente tomados por ansiedade e angústia. No entanto, essa angústia não é duradoura e, passados os momentos iniciais, ela é retirada de nós. Nossas mentes e almas são tomadas por uma paz que ninguém compreende nem é capaz de explicar. Essa paz vem de Deus e guarda o ser humano de pecar e adoecer em consequência da ansiedade ou da angústia. Em vários momentos, Paulo recorda seus leitores acerca dessa paz – sentimento que esteve presente na vida de Paulo em muitos momentos.

Mesmo ciente da presença dessas tribulações em sua vida, Paulo deixa claro que nunca se sentiu destruído, desanimado ou desamparado. Por quê? Porque Paulo se via como um vaso de barro, cheio de imperfeições e de rachaduras por conta dos tombos da vida. Paulo nos conta de como esse vaso era cheio de um tesouro. Deus era o tesouro que enchia a vida de Paulo. O valor de Paulo estava em Deus, aquele que o enchia. E isso fez com que Paulo não se sentisse desamparado nem desanimado em meio às provações.

No início de sua segunda carta aos Coríntios (2Co 1.8-9), Paulo fala de um momento de grande sofrimento e da lição que esse episódio lhe trouxe. Ele chega a ponto de se desesperar.

A graça na vida de Paulo:
quando as tribulações nos derrubam

> Porque não queremos, irmãos, que ignoreis a natureza da tribulação que nos sobreveio na Ásia, porquanto foi acima das nossas forças, a ponto de desesperarmos até da própria vida. Contudo, já em nós mesmos, tivemos a sentença de morte, para que não confiemos em nós, e sim no Deus que ressuscita os mortos. (2Co 1.8-9)

Essa passagem é muito mal compreendida, pois esses versos têm servido de base a muitas pessoas que sustentam que o apóstolo Paulo chegou a ponto de pensar em tirar a própria vida para acabar com seu sofrimento. Mas será que foi realmente isso que ele quis dizer aqui? Será que Paulo vivenciou momentos em que se sentiu tentado ao suicídio em sua vida de tribulações? Podemos nós, igualmente, desejar ou trabalhar para o fim de nossas vidas?

Paulo, suicida?

Aqui, Paulo não fala de sua experiência apenas para se lamuriar de uma situação trivial. Paulo quer dar força a seus leitores. Ele deseja lhes dar uma lição de encorajamento. Quer compartilhar conforto. O foco de suas palavras está no propósito de Deus dar conforto àqueles que vivenciam dias de desespero na vida (e da vida). Alguns entendem até que, quando Paulo diz que "até da própria vida desesperou", esteja mostrando tendências suicidas. Não creio que chegue a tanto, pois não foi esse o objetivo de Paulo ao escrever essas palavras, mas tão somente demonstrar a graça de Deus no sustentar daqueles que passam por tribulações na vida, tribulações que os tornam cegos a uma saída à sua frente. Essa era uma lição preciosa para seus leitores.

Não sabemos o que ocasionou tal tribulação. Paulo apenas diz que aconteceu na Ásia, enquanto ele esteve lá. Provavelmente, foi algo que ocorrera recentemente, logo após ele ter escrito e enviado a primeira epístola aos Coríntios. Ocorreu, possivelmente, em Éfeso ou nos arredores da cidade. O fato é que os detalhes dessa situação são desconhecidos.[114]

Pelo que percebemos, Paulo enfrentou algo que o fez acreditar que seu ministério havia acabado. A tribulação estava além de suas próprias forças. E essa tribulação o desencorajou ao extremo. Não sabemos quantas outras vezes Paulo passou pela mesma situação, porém é provável que, em outros momentos de sua vida, Paulo se tenha desesperado e se sentido desencorajado. E precisamos lembrar que Paulo não foi o único servo do Senhor a passar por essa situação. Tanto no Antigo quanto no Novo Testamento, muitas pessoas tementes a Deus também enfrentaram desencorajamento e desespero. Todavia, todas conheceram o outro lado do desespero: a paz que excede o entendimento.

Você já se sentiu assim?

A palavra grega que Paulo usa para expressar seu desespero vem de ἐξαπορέω (exaporeō), cujo significado mais preciso na língua grega seria "estar totalmente perdido, estar totalmente desprovido de recursos, renunciar a toda a esperança, estar em grande desespero".[115] Era assim que Paulo se sentia. Basta lembrar de como foi a vida de Paulo. Durante todo o tempo,

---

114 Robert Jamieson et al., *Commentary Critical and Explanatory on the Whole Bible*. Oak Harbor: Logos, Inc., 1997, 2 Co 1:8-9.
115 Robert Thomas, *New American Standard Hebrew-Aramaic and Greek Dictionaries: Updated Edition*. Anaheim: Foundation Publications, Inc., 1998.

A graça na vida de Paulo:
quando as tribulações nos derrubam

sua vida estava às voltas com prisões, surras, calúnias, perseguições e abandonos. Além de ser alguém ferido por amigos na própria alma, abandonado por vários deles, foi um homem justo e correto que, muitas vezes, se viu preso injustamente. Não raro, suas prisões aconteciam logo após surras, nudez e xingamentos. Tudo isso porque Paulo estava fazendo a vontade de Deus.

É de se esperar, portanto, que Paulo, em algum momento, se sentisse desesperado. É de se esperar que houvesse momentos de grande angústia em sua vida. Nenhum ser humano é capaz de suportar, insensível, as tribulações e intempéries da vida. Paulo, o grande servo do Senhor, conheceu a tristeza por conta dessas tribulações.

Você já se sentiu assim? Totalmente perdido, sem saber o que fazer e completamente desprovido de recursos que possam ajudá-lo a sair da difícil situação? Já vivenciou uma situação que o fez sentir-se sem esperança, sem chão, sem uma única saída, desesperado, sem nenhum caminho à sua frente por onde prosseguir? Foi assim que Paulo se sentiu.

É nessa situação que muitos entram em depressão. Essas são as tristes boas-vindas para muitos que hoje se encontram em luta contra a depressão. Ela não surge do nada na vida de alguém. A menos que a depressão venha por conta de problemas hormonais (ou outros problemas físicos), sempre tem como causa algum evento dramático na vida de uma pessoa. Curiosamente, nem sempre a pessoa é capaz de reconhecer tal estado dramático que deu início à depressão. Não raro, o estado depressivo chega após momentos de intenso desespero.

Lições que aprendemos com Paulo

Daqui, extraímos lições preciosas para nossa vida. A primeira delas – e que nunca deve ser esquecida – é que, na qualidade de cristão, você não deve esperar que sua vida esteja isenta de tribulações e sofrimentos. O próprio Senhor Jesus disse que, neste mundo, teríamos aflições. Assim, mesmo que, hoje, você esteja vivenciando momentos de paz, não se espante quando as tempestades chegarem – e elas chegarão. Como chegaram a todos os homens e mulheres de Deus no passado. Não acredite na mentira de que "cristão não sofre". Muito menos acredite que seu sofrimento decorre de pecados escondidos em sua vida. É claro que pecados trazem consequências, mas nem todo sofrimento resulta de um pecado escondido.

Algo muito especial que podemos aprender das palavras acima é que Deus nos mostra que seu propósito é dar conforto àqueles que vivenciam dias de desespero. Quer você leve uma vida temente a Deus, ou não, não estará livre dessa situação. A única diferença é que, cheio de Deus, cheio da presença de Deus em sua vida, será muito mais fácil atravessar esse momento difícil. Por isso, Paulo fala da preciosidade de viver cheio desse tesouro. Também aprendemos com ele que situações difíceis na vida nada mais são do que ferramentas que Deus usa para deixarmos de confiar em nós mesmos, para abandonarmos a autoconfiança, a autocomiseração, a autoglorificação, o orgulho e a teimosia, bem como a crença de que somos o que somos por mérito próprio. Com frequência, o sofrimento é usado por

A graça na vida de Paulo: quando as tribulações nos derrubam

Deus para lapidar algo em nossa vida. Assim como o fogo é usado para retirar as escoriações, provas e tribulações são usadas por Deus para purificar nossa vida daquilo que não o glorifica. Nas palavras do próprio apóstolo: "Portanto, já em nós mesmos tínhamos a sentença de morte, para que não confiássemos em nós, mas em Deus, que ressuscita os mortos".

Por fim, aprendemos que, quando nos enchemos de Deus, passamos a confiar somente nele, e não mais em nós ou nos homens. Aprendemos o modo especial como ele nos toma pelos braços e nos leva em segurança, paz e alegria até o final de nossa vida. Sem ele, não há esperança. Se nada pode mudar a certeza de que as lutas virão, igualmente nada pode mudar a certeza de que Deus estará silenciosamente presente sempre em nossa vida, amparando-nos e sustentando-nos durante todas as lutas e aflições. Se não deixarmos de buscá-lo com todo o coração, não deixaremos de provar da paz que vem de Deus e que guarda a mente e o coração de todo e qualquer ser humano que venha a passar por grandes aflições.

Jesus Cristo é a única esperança para todos os homens! Agarre-se a ele com todas as suas forças. Vá a ele. Busque conhecê-lo. O conhecimento de Deus faz com que o amemos cada vez mais. Ele é maravilhoso, incrível. Quanto mais próximo dele você estiver, quanto mais o amar, mais o verá abrindo caminhos onde não parecia haver nenhum. Busque-o enquanto você pode encontrá-lo! Busque-o mais do que vem buscando até então; e o Deus da Paz certamente o envolverá com seus mais preciosos cuidados e conforto.

Reflita

Que lição Paulo quer transmitir a seus leitores ao falar das tribulações e dos sofrimentos pelos quais ele mesmo passou?

_____
_____
_____
_____

Paulo passou por uma tribulação que, segundo ele, estava além de suas próprias forças. Você já se sentiu assim? O que fez na ocasião?

_____
_____
_____
_____

Deus nos mostra, por intermédio de Paulo, que seu propósito é dar conforto àqueles que vivem dias de desespero. Como podemos receber esse conforto nas horas de sofrimento e tribulação?

_____
_____
_____
_____

Capítulo 20

A GRAÇA NA VIDA DOS FILIPENSES:
QUANDO A ANSIEDADE NOS DERRUBA

> *Não andeis ansiosos de coisa alguma; em tudo, porém, sejam conhecidas, diante de Deus, as vossas petições, pela oração e pela súplica, com ações de graças.*
> Paulo (Fp 4.6)

Certa vez, o luterano Johann Albrecht Bengel escreveu que "ansiedade e oração são tão opostos quanto fogo e água".[116] A cada dia que passa, essa frase escrita no início do século XVIII se torna mais verdadeira.

A ansiedade tem sido uma das maiores causas de depressão na vida de muitas pessoas em nosso tempo. Em conversas, aconselhamentos, visitas, o tempo todo vejo gente ansiosa, preocupada e irrequieta diante de situações que lhe provocam dúvidas ou medo. É a saúde que não anda bem, são os negócios que não estão como gostaríamos e esperávamos, são problemas de difícil solução na família, são contas a pagar, são respostas que não vêm, enfim, motivos não faltam para nos deixar ansiosos nesses dias loucos em que vivemos.

---

116 Jamieson, op. cit., Fp 4:6.

A ansiedade é tida como uma das principais razões para as pessoas desenvolverem doenças psicossomáticas e encherem os hospitais. O somatismo não é algo recente. A Sagrada Escritura enumera várias histórias de pessoas que sofrem no corpo, fisicamente, por causa de problemas na alma que não foram bem resolvidos. Quem nunca lidou com a ansiedade? Quem nunca lutou contra a angústia? Os problemas e as aflições, companheiros inseparáveis de todo e qualquer ser humano, não podem ser simplesmente esquecidos e abandonados, como se fossem uma mosca que se afasta com o dedo. Lidaremos e lutaremos contra angústias até o último dia de vida.

A ansiedade é nossa resposta natural ao susto, ao inesperado. Arrisco afirmar que fomos feitos assim. Não feitos para pecar ansiosamente, mas para despertarmos para o perigo sempre que se poste diante de nós. Logo, uma dose pequena e natural de ansiedade é saudável para todos. O problema é quando ela cresce, tornando-se insuportável e incontrolável, destruindo (aparentemente) todos os caminhos para nos tirar do sofrimento que a angústia traz.

A ansiedade dos filipenses

Quando o apóstolo Paulo escreveu aos filipenses, preocupou-se com a ansiedade que permeava os corações daquela igreja. Motivos também não faltavam. Paulo estava preso, e isso os deixou muito preocupados (foi da prisão que Paulo escreveu a "Carta aos Filipenses"). A perseguição do Império Romano contra o cristianismo era constante e preocupante. Havia medo, insegurança e muita dúvida entre os cristãos de Filipos.

A graça na vida de Filipenses: quando a ansiedade nos derruba

Da prisão, Paulo percebeu que os cristãos em Filipos não estavam lembrando-se da soberania de Deus sobre todas as coisas que acontecem no mundo. E Paulo os chama a se alegrarem. Mesmo da prisão, Paulo fazia questão de exortá-los a desfrutarem da alegria e da paz que, em Cristo, todos nós podemos ter. Não havia motivo para tanta ansiedade entre os filipenses. Veja suas palavras:

> Alegrai-vos sempre no Senhor; outra vez digo: alegrai-vos. Seja a vossa moderação conhecida de todos os homens. Perto está o Senhor. Não andeis ansiosos de coisa alguma; em tudo, porém, sejam conhecidas, diante de Deus, as vossas petições, pela oração e pela súplica, com ações de graças. E a paz de Deus, que excede todo o entendimento, guardará o vosso coração e a vossa mente em Cristo Jesus. Finalmente, irmãos, tudo o que é verdadeiro, tudo o que é respeitável, tudo o que é justo, tudo o que é puro, tudo o que é amável, tudo o que é de boa fama, se alguma virtude há e se algum louvor existe, seja isso o que ocupe o vosso pensamento. O que também aprendestes, e recebestes, e ouvistes, e vistes em mim, isso praticai; e o Deus da paz será convosco. (Fp 4.4-9)

No verso 6, Paulo escreveu: "Não andeis ansiosos por coisa alguma; antes em tudo sejam os vossos pedidos conhecidos diante de Deus pela oração e pela súplica com ações de graças". Paulo lembra que o verdadeiro cristão não tem motivo para viver imerso na ansiedade. Observe que uma coisa é viver ansiosamente; outra bem diferente é estar ansioso. Uma coisa é você ficar angustiado por conta de algo que lhe acontecerá amanhã. Outra bem diferente é permanecer angustiado por semanas ou meses, como se a solução de um problema dependesse de você.

A ansiedade pode ser sufocada, de acordo com as palavras de Paulo. Deve-se, apenas, seguir certos conselhos dados pelo apóstolo. Depois de tê-los chamado à alegria, chama-lhes a não viverem ansiosos, bastando, para isso, que tenham uma vida de oração. Segundo o apóstolo Paulo, uma vida de oração pode curar-nos da ansiedade, caso ela ainda esteja em seu estágio inicial. Por quê? O que está por trás da ansiedade?

Compreendendo a ansiedade: outro ponto de vista

A Palavra de Deus nos fala que, por trás da ansiedade, encontra-se possivelmente um pecado: o pecado da desconfiança (ou descrença) na soberania de Deus. Note que eu disse "possivelmente". De forma alguma, afirmo aqui que a ansiedade decorra, em toda e qualquer situação, do pecado. Não penso assim. No entanto, é possível que, em determinadas situações, a ansiedade que está atormentando alguém seja fruto de um pecado cometido: o pecado da incredulidade. Eu sei que isso pode chocar, principalmente se você afirma crer. Ser um crente não o isenta, contudo, de pecar e tornar-se um incrédulo em determinadas situações. Explico: dizer que você crê em Deus não faz diferença nenhuma se, na prática, demonstrar essa confiança de que ele está vivo e interage com você.

A graça na vida de Filipenses: quando a ansiedade nos derruba

Desconsiderar a bondade e o poder de Deus no meio de uma tribulação faz de você um incrédulo, não importa quão crente você se afirme ser. A fé que não é posta em prática pode atestar muitas coisas, e uma delas é sua incredulidade prática. Em tese, você crê, mas, na prática, duvida. Perdoe-me, portanto, se vou parecer um pouco mais duro, mas preciso ser sincero. A ansiedade controlada e inicial é natural, e nunca um pecado. Mas a ansiedade curtida e abraçada, nutrida por muito tempo, é sinal de que você, em algum momento, deixou de crer (ou, simplesmente, esqueceu) no que um dia aprendeu e creu a respeito do todo-poder e da bondade de Deus. Creio que é preciso olharmos para a ansiedade também desse ponto de vista. Ela pode ser fruto de uma negligência no que diz respeito à fé nos atributos da bondade e da soberania divinas.

É isso que Paulo quer que os filipenses recordem. Por isso a exortação de recorrerem a Deus na hora da ansiedade, de orarem. O problema é que a maioria das pessoas afirma que, nos momentos de tribulação, não conseguem encontrar forças para orar ou ler as Escrituras. Se é nesse momento que elas mais precisam orar, é também nesse momento que menos encontram forças e paz para levantar a Deus suas vozes. A fraqueza torna-se tão grande que, muitas vezes, faltam forças até para se levantar e continuar a viver. Não são raros os momentos em que se pensa que o melhor é morrer.

Como sair da ansiedade

Você tem, dia após dia, apresentado a Deus todos os motivos que lhe trazem ansiedade? Se não está agindo assim, certamente a ansiedade devorará você como um leão. Tudo o que o preocupa deve ser apresentado a Deus por meio de "oração e súplica com ações de graças". A orientação do apóstolo Paulo aos filipenses em momentos tais é que dessem alguns pequenos passos para sair do desespero.

O primeiro passo é falar com Deus, buscá-lo por meio da oração. Assim, em Fl 4.6, tem-se: "... em tudo, porém, sejam conhecidas...". Como é que tornamos algo conhecido diante de Deus? Outra pergunta é: precisamos tornar algo conhecido diante de Deus?

A resposta à primeira pergunta é que tornamos conhecidas nossas angústias diante de Deus por meio das orações. Isso não significa que Deus não ficará sabendo se não orarmos, mas que não orar revela uma independência inconsciente de Deus. Orar nos torna dependentes e nos coloca diante de quem nos criou, de quem nos conhece e tem todo o poder para fazer o que bem entender de nossa vida. Oramos não para que as coisas se tornem conhecidas, mas porque o Senhor nos orientou a orar, a bater, a pedir e a buscar. Sua promessa é que, em resposta a essa busca, seríamos ouvidos e atendidos; a porta se abriria, algo seria concedido, algo seria achado – e, ainda que não viesse a nós como gostaríamos, viria segundo a sabedoria daquele que sabe o que é melhor para nós.

A resposta à segunda pergunta é "não". Não oramos para tornar algo conhecido a Deus, mas, como já dito, porque essa foi a orientação que recebemos daquele que veio para restabelecer o caminho de retorno e reconciliação com o Criador. É, portanto, diante de Deus que devemos tornar conhecidas nossas orações. Assim, precisamos apresentar-lhe tudo o que nos incomoda. Não há outro caminho. Esse é o primeiro e o mais importante, segundo Paulo. Não procure outro caminho se deseja encontrar a paz. Você e eu precisamos correr para ele se quisermos encontrar paz.

Por fim, o apóstolo nos exorta a irmos ao Criador, fazendo-lhe petições. Tudo o que nos incomoda e que forma o conjunto de nossos pedidos, *tudo!*, absolutamente tudo deve ser colocado diante dele. Como? Conversando e, até mesmo, suplicando, como quem se vê exausto, impotente e dependente. Ao buscá-lo, a orientação de Paulo é que, imediatamente após a súplica, haja gratidão e ações de graças.

Devemos reconhecer, contudo, que não se trata de tarefa simples nem comum. Primeiro, reconheço que já é difícil orar quando tudo vai mal. Segundo, reconheço que, quando se encontram forças para orar, dificilmente encontram-se forças para ir além das súplicas. Como agradecer nos momentos de angústia? O que agradecer nos momentos de ansiedade e medo? Realmente, esse é o grande diferencial do conselho de Paulo aos filipenses. Creio que esse "remédio" é o que pode fazer diferença na vida de quem já buscou tantas coisas, mas sem conseguir sucesso. Não é possível encontrar a paz sem que haja gratidão. Mas por qual motivo?

Para agradecermos, é necessário que nos lembremos de fatos do passado. Não de quaisquer fatos, mas daqueles que foram objeto de nossa preocupação e de nosso anseio. Fatos que nos levaram à oração e à intercessão. Fatos que nos levaram a buscar a Deus como única fonte de socorro, livramento e solução. Cada um de nós possui na memória os fatos do passado em que Deus nos atendeu. Se você parasse agora mesmo e começasse a pensar em seu passado, por quantas coisas seria grato? Você se recordaria de momentos em que Deus atendeu às suas súplicas? Momentos em que Deus o socorreu ou protegeu? Eu não tenho dúvidas de que, em poucos segundos, será possível recordar-se de inúmeros fatos em que a mão de Deus esteve sobre você. E, sem dúvida alguma, deve ser grato por tudo o que ele já fez por você, certo? Pois bem, o que isso tem a ver com o problema que o está atormentando agora?

Para a sabedoria bíblica, tudo.

Recordar-se de fatos do passado pelos quais você é grato a Deus na mesma oração em que está suplicando a ele por algo que o atormenta assegura-lhe que, agora, as mesmas mãos o estão protegendo. Ou seja, na mesma oração em que você estiver clamando a Deus por algo que o faz sofrer, recorde-se de fatos do passado em que Deus o salvou, socorreu ou abençoou. Recorde-se e agradeça a ele mais uma vez. E isso na mesma oração em que lhe suplica por algo novo, que ainda não foi resolvido.

Essa é a dinâmica do Espírito Santo por meio de Paulo. "Não andeis ansiosos", essa é a ordem do Espírito! Como? Fazendo o seguinte:

– Orando;
– Pedindo;
– Suplicando;
– Agradecendo.

A graça na vida de Filipenses: quando a ansiedade nos derruba

Acredito que o último ponto é a chave mestra dessa equação: Ansiedade + Súplica + Gratidão = Paz, que excede todo entendimento.

Sem gratidão, não há paz. Você pode clamar, suplicar, gritar e tudo o mais. Mas, se deixar de lado esse ponto quase imperceptível do texto (gratidão), creio que não receberá a paz prometida. O verso seguinte fala exatamente dessa paz que excede todo entendimento. Essa paz, segundo o texto, tem o poder de guardar a mente e o coração de qualquer pessoa em ansiedade. É interessante que tudo aquilo que precisamos nos momentos de angústia é de paz. Paz que nos ajude a manter a mente tranquila para pensar e o coração calmo diante da certeza de que tudo ficará bem ao final. O apóstolo Pedro também diz isso em sua Primeira Epístola, em 1Pe 5.5-6:

> Humilhai-vos, pois, debaixo da potente mão de Deus, para que a seu tempo vos exalte; lançando sobre ele toda a vossa ansiedade, porque ele tem cuidado de vós.

Agora, note as palavras-chave dessa passagem:

– humilhai-vos;

– potente mão de Deus;

– ansiedade;

– cuidado de vós.

O que vemos aqui?

Pedro nos ensina que é a fé, a confiança na soberania de Deus, na potente mão de Deus, que produzirá em nós a paz e o cuidado de que tanto necessitamos quando estamos ansiosos. Assim, veja: tanto em Filipenses quanto em 1Pedro, há necessidade de se crer na soberania divina, a fim de se obter a paz. O cuidado de Deus estará sobre sua vida. Mas, antes de tudo, você deve humilhar-se, voltar-se para ele e suplicar por seu cuidado e sua graça.

Voltando ao texto de Filipenses, Paulo conclui prometendo que, se parassem de encher seus corações de preocupação e ansiedade e começassem a enchê-lo de Deus (confira em Fp 4.8) e das coisas de Deus, uma paz que excede todo o entendimento guardaria os corações dos ansiosos, em Cristo Jesus.

O que você está esperando?

Você deseja essa paz? Deseja que o Senhor acalme seu coração e o livre da ansiedade? Não há outro caminho! Não há! O único caminho é apresentar-se a Deus todos os dias e buscar conhecê-lo, para que tal conhecimento convença você da grandeza e da soberania do Senhor.

Ore muito, apresente tudo a ele, encha sua mente dele por meio de músicas, filmes e mensagens que o levem até seus pés. Não negligencie um tempo a sós com ele diariamente e, mais importante de tudo, comece agora pedindo perdão pelo pecado da ansiedade, caso você entenda que já chegou a esse nível. Isso mesmo! Pecado da ansiedade. É possível que você tenha negligenciado de tal modo a lembrança do poder e da bondade de Deus que chegou a duvidar desses dois aspectos de sua natureza. O esquecimento (ainda que involuntário) da bondade e da soberania divinas nos momentos de tribulação é o principal fator que desencadeia uma ansiedade doentia e, às vezes, até mesmo pecaminosa.

A ansiedade pode tornar-se um pecado contra Deus (pelo fato de se desconfiar de sua soberania). Como já expliquei, nem toda ansiedade é pecaminosa, mas toda ansiedade inicial e não pecaminosa tem o grande potencial de se tornar pecaminosa e destrutiva. Desse modo, peça-lhe que o ajude a não duvidar de que é ele quem está no controle de tudo em sua vida, e de que ele é bom. Mas não peça apenas; creia! Lembre-se sempre disso: Deus é bom! Deus está no controle de tudo! Essa é a única razão pela qual você pode descansar. Não porque você é um irresponsável. Não porque é um lunático ou alienado do mundo. Não porque você negligencia a realidade horrível dos fatos. Você pode descansar porque crê firmemente na bondade e no poder de Deus.

Você só teria motivo para se "descabelar": se Deus não fosse bom ou todo-poderoso. Ele poderia ser bom, mas não poderoso. Se fosse assim, não poderia fazer nada além de chorar com você, incapaz de socorrê-lo. Ele poderia ser todo-poderoso, mas não ser bom. Nesse caso, ele precisaria ser "agradado" para, de alguma forma, recompensá-lo. Dessas duas formas, seria horrível relacionar-se com Deus. Mas o nosso Deus não só é todo-poderoso, como também é todo-bondoso. E essa é a única razão pela qual você pode descansar. Ele é bom e ama você. Ele cuidará de você. Ele é todo-poderoso e não o abandonará nunca, segundo suas próprias promessas. Você e eu podemos descansar em suas promessas. Ele pode tudo e também é bom. Há motivo, pois, para nos desesperarmos?

Nesse sentido, sigamos os conselhos de Paulo. Neles, encontraremos o que jamais encontramos em outras fontes que nos prometeram a paz. Siga exatamente como o Espírito Santo nos aconselha em Fl 4.6. Quando você fizer isso, a promessa de Paulo aos filipenses também se cumprirá em sua vida: "e a paz de Deus, que excede todo o entendimento, guardará os vossos corações e os vossos pensamentos em Cristo Jesus." Descanse nele! Você jamais encontrará outra fonte capaz de lhe trazer tanta paz.

Reflita

Você é ansioso? O que lhe traz mais ansiedade?

_____
_____
_____
_____

Onde você encontra paz quando a ansiedade bate à sua porta? Na TV? No futebol? No remédio? No cigarro ou na bebida? Na pornografia? Onde e em que você procura relaxar quando a ansiedade o deixa tenso?

_____
_____
_____
_____

A graça na vida de Filipenses: quando a ansiedade nos derruba

Quais passos o apóstolo Paulo apresenta para quem sofre de ansiedade? Como nos livrarmos dela?
_____
_____
_____
_____
_____

Uma vez que damos os passos acima, qual promessa nos é dada por Deus em Fp 4.7?
_____
_____
_____
_____

Parte 3

A DEPRESSÃO E A ESPERANÇA

Capítulo 21

A PROMESSA DO ESPÍRITO:
O CONFORTO DE QUE TODOS NÓS PRECISAMOS

> *Bendito seja o Deus e Pai de nosso Senhor Jesus Cristo, o Pai das misericórdias e o Deus de toda a consolação.*
> Paulo (2Co 1.3)

Eles haviam acabado de tomar a ceia, a última ceia, a Santa Ceia. Jesus havia acabado de dizer que um deles o trairia. Judas Iscariotes levantou-se e saiu com a bolsa. Todos pensaram que ele fora comprar alguma coisa relacionada à ceia que estavam tendo. Mas não. Era a hora da traição, da entrega, do sacrifício; era a hora da morte.

Jesus é claro ao dizer que, em breve, seria morto. Todos se agitaram, contrários àquelas palavras. Pedro levantou-se e disse que morreria junto, afirmando que, não importando o que acontecesse, estaria pronto a dar sua vida por Jesus. Jesus fala do galo, que não cantaria naquela madrugada antes que o próprio Pedro o tivesse negado três vezes. Na sequência, Jesus começou a falar do consolo que ele próprio daria e que o Espírito Santo, que haveria de ser enviado, ministraria ao coração de cada um deles. Não havia com o que se preocupar, pois tudo estava fluindo à perfeição, de acordo com a vontade de Deus. Jesus diz que, mesmo morto, jamais os deixaria. Eles, porém, não entenderam. E foi assim que, naquela sala superior de uma casa em Jerusalém, após terem tomado a última ceia das mãos do próprio Senhor Jesus, os discípulos receberam a maravilhosa promessa do Espírito Santo.

O Consolador – nome/atributo dado por nosso Senhor Jesus Cristo para a pessoa bendita do Espírito Santo – é o consolo que todos nós precisamos quando passamos por momentos de desespero e depressão. Na promessa de que Cristo nos deixaria a paz que reinava em seu próprio coração (Jo 14.27), precisamos lembrar que o agente que aplica ou confere tal benefício espiritual ao povo de Deus é o próprio Espírito Santo de Deus.

A experiência já mostrou a todos que ninguém, por mais bem-intencionado que seja ou esteja, pode consolar-nos e confortar-nos nos momentos de fraqueza. Na fraqueza, a força – ou o conforto – de que precisamos só pode vir de uma pessoa, a terceira pessoa da Santíssima Trindade. Se não vier do Espírito Santo, toda boa intenção em nos ajudar será insuficiente.

Como Deus, durante todo o tempo, na Sagrada Escritura se mostra atento ao desespero humano, vemos seu filho, Jesus Cristo, nas palavras a seguir, demonstrando o cuidado que ele e o Pai teriam com os seus.

A promessa do Espírito:
o conforto de que todos nós precisamos

Não se turbe o vosso coração; credes em Deus, crede também em mim. (Jo 14:1)

Se me amais, guardareis os meus mandamentos. E eu rogarei ao Pai, e ele vos dará outro Consolador, a fim de que esteja para sempre convosco, o Espírito da verdade, que o mundo não pode receber, porque não o vê, nem o conhece; vós o conheceis, porque ele habita convosco e estará em vós. Não vos deixarei órfãos, voltarei para vós outros. (Jo 14:15-18)

Deixo-vos a paz, a minha paz vos dou; não vo-la dou como a dá o mundo. Não se turbe o vosso coração, nem se atemorize. (Jo 14:27)

Quem pode oferecer melhor consolo do que o próprio Deus? Se aqueles homens (e mulheres) presentes no ambiente da última ceia não tivessem recebido do próprio Cristo essas palavras de consolo, certamente sua depressão e angústia durariam por muitos dias. As palavras de Cristo foram um alento para o coração daqueles discípulos. Tanto ontem quanto hoje, as palavras de Cristo continuam a ser um bálsamo para todos que sofrem.

Imagine-se no lugar deles. A maioria cria que Jesus iria libertar Israel dos romanos. E, agora, o Messias tão esperado anunciava claramente a sua morte. Era como ver sua única fonte secar. Era como ver seu último pedaço de pão ser roubado. A morte de Jesus representava o fim de um sonho, o sonho de se verem livres do jugo romano, da opressão, de terem de pagar tributos ao imperador, de terem governadores regendo suas cidades e províncias, de terem juízes estrangeiros legislando sobre questões de foro religioso e nacional.

Para muitos judeus, a vida de Cristo representava o fim de um período de sofrimento e "cativeiro", marcando o início de um novo tempo, escatológico, em que o próprio reino de Deus se confundiria com o reino de Israel. Mas, com a morte de Cristo, será que tudo isso iria por água abaixo? De onde viria a força para mantê-los de pé, animados? É nesse contexto que Cristo fala do Consolador, o *parakleto*, o advogado, aquele que estaria o tempo todo ao lado de seu povo para guiá-lo, conduzi-lo, animá-lo, protegê-lo, separá-lo e curá-lo.

As promessas confortadoras para os corações que se sentem desamparados continuam a vir das palavras de Cristo. O Espírito Santo que habita no povo de Deus tem a responsabilidade (uma delas) de lembrar os cristãos das palavras de Cristo e de suas promessas, que continuam as mesmas. Paz que excede todo entendimento para aquele cuja mente se ocupa de tudo o que é e vem de Cristo (Fp 4.8-9), e força (conforto) para atravessarmos as provações e aflições.

No primeiro texto citado (Jo 14.1), Jesus nos ordena que não concedamos ao nosso coração o desejo natural de se turbar, de se entristecer, nas situações de aparente abandono. Isso porque Deus nunca nos abandona. Um cristão que se queixa de abandono não é um cristão de fato. Um cristão nunca deve esquecer-se da doce presença do Espírito Santo em sua vida. É por causa dessa presença que não há lugar para se turbar.

A promessa do Espírito:
o conforto de que todos nós precisamos

No mesmo verso, imediatamente após nos orientar a não nos entristecermos sob a justificativa de uma possível "solidão", Jesus nos orienta a crermos em Deus. Qual é a razão disso? Obviamente, para que tenhamos paz em nosso caminhar com Cristo, é necessário crermos na presença constante de Cristo conosco. Sem fé, é impossível agradarmos a Deus, e ele apenas recompensa aqueles que dele se aproximam na fé. Desse modo, a fé na presença constante do Senhor conosco é o elemento-chave para eliminar a tristeza pela possível solidão em nossa vida.

Podemos, sim, sentirmo-nos sozinhos de pessoas humanas ao nosso redor. É possível que venhamos a viver por um bom tempo sem que alguém se aproxime de nós ou se importe conosco. É possível que venhamos a sentir falta de amigos e pessoas que estejam ao nosso lado, mas, ainda assim, nunca estaremos plenamente sozinhos no mundo, dada a presença real e constante (e confortadora) do Espírito Santo em nós.

Um Consolador para as pessoas aflitas

O Evangelho segundo João nos fala bastante sobre o Espírito Santo como o Consolador, como aquele que está sempre pronto para nos auxiliar em nossas necessidades, nos momentos de dor e sofrimento.[117]

Os versos de João, antes citados, foram as palavras de Jesus para seus discípulos, momentos antes de sua morte e ressurreição. Os discípulos estavam preocupados com a "partida" do Senhor. Eles não entenderam muito bem o que estava acon-

---

117 White, James apud Dockery, op. cit., pp. 483-84.

tecendo. Estavam tristes e temerosos. Seus corações estavam turbados (sombrios, perturbados, apreensivos e tristes). É nesse momento, portanto, que Jesus lhes dá as palavras de conforto mencionadas. Elas aparecem no capítulo 14 do Evangelho segundo João. Todo este capítulo é centrado na promessa de que ele, Jesus Cristo, é o único que pode dar conforto ao cristão.

O fato de o Senhor ter dito que o Pai daria a seus discípulos *outro Consolador* mostra que o Espírito Santo não difere em essência do Senhor Jesus. Suas palavras apontam para "outro da mesma essência ou do mesmo tipo". É como se Jesus dissesse que eles não estariam sozinhos. É como se Jesus dissesse que continuaria com eles, que eles não sentiriam a dor e o pesar, a saudade e a solidão que sua ausência traria. O Consolador seria Jesus com eles. Dele, então, viria a paz. A sensação deles com o Espírito seria idêntica àquela que tinham quando viviam na presença do próprio Cristo. Precisamos prestar muita atenção aqui, pois isso nos aponta para uma continuidade entre os apóstolos e nós. A sensação de presença de Deus é a mesma. O que eles desfrutaram é o mesmo que, hoje, também podemos desfrutar. Assim como a nossa essência e a dos apóstolos é a mesma, a essência do Espírito também o é. Nada mudou, além, claro, da intensidade com que buscamos ao Senhor. Estamos longe de buscá-lo como nossos irmãos da Igreja Antiga. Se o fizéssemos, sem dúvida vivenciaríamos o mesmo que os homens e as mulheres experimentaram no primeiro século do cristianismo.

É esse Consolador, portanto, que continua a guiar, animar, confortar e consolar as pessoas. É ele quem continua a operar em nossas vidas com o objetivo de nos santificar, de nos preparar para o grande dia do reencontro. Com ele em sua vida, você nunca estará sozinho. Não importa quanto tempo leve até a segunda vinda de Cristo, sempre teremos seu Espírito conosco e entre nós, e é o Espírito que nos dará o doce desfrutar da sempre presente confortadora presença de Deus conosco.

A relação da segunda vinda com a esperança

Tal conforto está relacionado com sua segunda vinda, seu breve retorno e também com o ministério do Espírito Santo no presente (v. 26). E uma das maneiras como ele nos conforta e consola na atualidade é lembrando-nos das palavras do próprio Cristo. Palavras de esperança, de promessa e de paz.[118]

É o discurso de despedida de Jesus. O mundo dos discípulos estava prestes a ser abalado. Eles ficariam desnorteados, seriam confundidos e guiados por todo tipo de ansiedade por causa dos eventos que iriam acontecer em breve. E, antes que a devastação chegasse, Jesus fala a seus corações confortando-os. E, mais uma vez, note que a esperança relacionada à segunda vinda de Cristo estava associada à presença do Espírito.

Um cristão nunca tem motivo para dizer que se sente abandonado, que não tem amigos, que ninguém se importa com ele. Um cristão jamais se sentirá sozinho. Não digo aqui o cristão que apenas confessa com a boca que ama a Cristo, mas que o nega com seus atos e palavras. Alguém assim não é, de fato, cristão. O cristão é alguém que mantém comunhão com o Pai, por intermédio do Filho, no poder do Espírito. Um cristão é alguém

---

118 Jamieson, op. cit., Jo 14:25-26.

que anda sempre na companhia de mais três amigos, ainda que os outros vejam apenas uma pessoa. Um cristão nunca está só. É exatamente isso que Cristo deseja infundir no coração dos apóstolos e discípulos. Ainda que ele morresse, seus discípulos não ficariam sozinhos. Não ficariam sem ele. Cristo permaneceria entre eles. Hoje, podemos desfrutar dessa mesma certeza.

A esperança deles é a nossa

O conforto que Jesus deu aos seus discípulos também vale para nós hoje. Suas palavras são também para nós. Por isso estão registradas nas Escrituras. A Palavra é eterna, atemporal, e jamais deve ser considerada fruto de um tempo, de um momento específico da história da humanidade. A palavra de Cristo a seus apóstolos é a mesma endereçada a nós, milênios depois. Ele é o mesmo, sua Palavra é a mesma, o Espírito é o mesmo e a paz que vem dele não mudou em nada na vida dos que amam e temem ao Senhor.

Vivemos dias em que nosso mundo pessoal está a ponto de ser abalado por algo ou alguém que nos cause mágoa ou turbação. Às vezes, ocorrem situações na vida que nos desnorteiam, nos confundem e nos deixam ansiosos. E é nesses momentos que mais nos afastamos da certeza de sua presença. E se, unido a esse esquecimento, vier nossa negligência na comunhão (leitura da Palavra e oração), certamente nos sentiremos abandonados, inclusive por Deus. Obviamente, a mudança se dará tão somente por causa de nossa negligência, e não por causa de Deus.

Ainda hoje, Jesus se preocupa em deixar uma palavra para você, uma palavra de conforto, de que você não está sozinho.

A promessa do Espírito:
o conforto de que todos nós precisamos

O amor dele pelos discípulos de ontem é o mesmo amor pelos discípulos de hoje. Ele sofre por você como sofria pelos seus no passado. Intercede junto ao Pai com a mesma intensidade que intercedia por Pedro, Tiago e João. Ele é o mesmo ontem, hoje e eternamente. Os nomes de cada apóstolo foram escritos no Livro da Vida na mesma ocasião em que o seu e o meu. O problema não está na grandeza do amor dele por nós, mas em nossa negligência em buscá-lo, amá-lo, conhecê-lo e vivenciá-lo.

Jesus prometeu que enviaria o Espírito Santo. O Espírito Santo veio e, se você já se arrependeu de seus pecados e creu em Cristo para sua salvação, o Espírito está com você e em você. Ele é Cristo em nós! Ele é o Consolador. Ele foi aquele que consolou o coração dos discípulos na morte de Jesus. Foi quem sustentou cada discípulo nas mais terríveis perseguições, diante da morte e dos perigos. O Espírito Santo foi aquele que fez o coração do apóstolo Paulo ficar feliz, mesmo quando foi preso injustamente.

O Espírito de Cristo em nós é o conforto de que todos precisamos. É mais que carregar uma cruz no peito; é ter o crucificado e ressurreto dentro de você. É mais que frequentar uma igreja, é ter o Cabeça da Igreja em você. E a promessa dele é dar-lhe a paz! A paz que vem do céu. A paz que o mundo não conhece! Essa paz em você. Você a deseja?

Como receber e abraçar esta esperança

Então, dê ouvidos à sua Palavra. Creia naquele que enviou seu Filho para morrer em seu lugar. Não creia como sempre creu, como aprendeu a crer vendo seus pais e avós indo à igreja.

Creia por si. Entregue-se totalmente a Jesus. O caminho para isso, segundo Jesus, é começando por negar a si mesmo. Negar tudo o que você foi e fez até aqui. Deus deseja dar-lhe uma nova vida, um recomeço, uma nova história.

Deus deseja fazê-lo nascer de novo, nascer de Deus. E isso tem início quando você se arrepende de seus pecados e nega a si mesmo. Após, Cristo diz que você deve tomar sua cruz e segui-lo. O que isso significa? Não significa que você deve simplesmente aceitar os problemas como se fossem a sua cruz. Sua cruz não são – e nunca serão – os problemas. Sua cruz é a lembrança diária de que você é uma pessoa morta para este mundo. Cruz é um símbolo de morte, corte e ruptura. A cruz é o símbolo de que você não vive mais, mas Cristo vive em você. A cruz, é claro, não se trata de algo físico pendurado a uma corrente, mas a uma lembrança, a uma convicção e a uma atitude diária — você está morto para este mundo, negou a si mesmo e, agora, vive as Palavras de Cristo, alimenta-se delas e cura-se nelas.

Em seguida, o conselho bíblico é que você se encha de seu Espírito Santo. Você não faz isso apenas entregando-se a Cristo, mas mantendo-se em comunhão com ele. Os meios que ele lhe deu são sua Palavra, a oração, a comunhão com outras pessoas que se arrependeram como você, o serviço na comunidade com os dons que ele lhe deu, sendo batizado, tomando a Ceia do Senhor com outros pecadores arrependidos e perdoados etc.

Uma vez que você se mantém em comunhão com Deus, receberá a paz e o consolo eternos em você. No entanto, nunca se

A promessa do Espírito: o conforto de que todos nós precisamos

esqueça de que é sua responsabilidade buscá-lo. Arrependa-se de seus pecados e abandone-os. Busque conhecer melhor a Jesus. Ele está onde sempre esteve: nas páginas das Escrituras (pronto para falar com você) e ao lado de Deus-Pai (pronto para ouvir e interceder por você). E você, onde está? Perto ou longe dele? Ouvindo-o e falando com ele? Ele está onde sempre esteve. E você, onde está?

Reflita

Como é o sentimento de ser abandonado ou esquecido? Você já passou por isso? Descreva como se sentiu.

_____
_____
_____
_____
_____
_____

O que Jesus promete aos discípulos quando estes demonstram certo desespero por conta do anúncio de sua morte?

_____
_____
_____
_____
_____
_____

Por que a presença do Espírito Santo de Deus em nós e conosco é um grande motivo para perseverarmos em meio às aflições? Quais certezas podemos ter ao nos lembrarmos de que o próprio Espírito do Senhor está conosco?

Capítulo 22

DEPRESSÃO E GRAÇA:
ÚLTIMAS CONSIDERAÇÕES

> *A lei do SENHOR é perfeita, e refrigera a alma.*
> Rei Davi (Salmo 19.7)

Dei a este livro o nome de *Depressão e graça* porque, nele, vimos personagens bíblicos que enfrentaram um período de depressão na vida e também vimos como Deus e sua graça, sempre presentes, os resgataram e curaram. Vimos, então, como a graça de Deus agiu na vida de homens e mulheres na Bíblia ao livrá-los da depressão.

Neste momento, pretendo recapitular com você, um a um, como percebemos Deus sempre silenciosamente presente na vida de seu povo.

Caim

O exemplo de Caim foi o primeiro a ser analisado. Ali, nós o vimos servindo a Deus do seu jeito, sem muita preocupação com o que Deus esperava dele. Seu irmão agiu corretamente, dando ao Senhor o que devia. Deus se agradou de um e, claro, não se agradou do outro. O resultado disso consistiu em aflorar a ira e o ciúme no coração de Caim. O resultado final foi o primeiro assassinato da história humana. Preciosas para nós foram as palavras de Deus para Caim pouco antes de ele pecar: "Por que te iraste? E por que está descaído o teu semblante? Porventura, se procederes bem, não se há de levantar o teu semblante? E, se não procederes bem, o pecado jaz à porta, e sobre ti será o seu desejo; mas sobre ele tu deves dominar".

IRA – SEMBLANTE DESCAÍDO – PECADO → Aprendemos com Caim que devemos dominar nosso desejo de pecar e nossos instintos. Se não agirmos assim, o resultado será tristeza, depressão e, no meio disso tudo, pecado!

Vimos quanto Deus nos incentiva a lutar até o fim e de como está disposto a lutar conosco.

Jó

Nosso segundo estudo foi sobre a vida de Jó. Vimos Jó sofrendo pela perda de coisas que lhe eram tão preciosas e como sua fé na soberania de Deus sustentou seu coração nos momentos de sofrimento indescritível.

Moisés

Moisés foi nosso terceiro personagem estudado. Vimos como a oposição e o fracasso derrubaram esse grande líder, um homem consagrado a Deus, e como sua atenção às orientações divinas o livrou da depressão.

Depressão e graça:
últimas considerações

Asafe

Em nosso quarto estudo, conhecemos o testemunho de Asafe. O tema daquele capítulo é: quando não entendemos a prosperidade dos ímpios e a dificuldade dos justos. Por que, em geral, aqueles que não temem a Deus só prosperam, enquanto você, temente a ele, não consegue o mesmo? Por que o cristão só sofre, enquanto gente malvada só vive nos "prazeres"? Que explicação há para essa paradoxal realidade entre os convertidos e aqueles que não temem a Deus? Essa foi a crise de Asafe.

Que depressão atravessou aquele homem! Quantas dores no corpo e na alma Asafe sentiu. Até que fez algo que nos serviu de lição: no meio de suas "observações" sobre a vida do justo e do ímpio, entrou na presença de Deus e, lá, entendeu o fim de todas as coisas.

Entendeu que o fim do ímpio é a destruição e que o fim do justo será a riqueza e a glória na presença eterna do Príncipe da Paz. Enquanto a prosperidade de muitos hoje lhes custa culpa, erros, mentiras, conchavos, corrupções, traições e outros pecados, a paz que o justo sentirá na eternidade não lhe custará absolutamente nada, a não ser sua vida íntegra com Cristo nesta Terra ("sem santidade, ninguém verá o Senhor").

Aprendemos com Asafe que Deus deseja tornar-se nosso mais precioso tesouro, prazer e satisfação. Se ele não o for, certamente as coisas deste mundo tomarão seu lugar em nosso coração. Graças a Deus, a mesma graça paira sobre nossas vidas hoje. Graças a Deus, hoje também Deus quer nos ver livres da depressão. Depressões Emocionais (ou Espirituais) estão inteiramente relacionadas ao universo no qual Deus age.

Depressões causadas por causas biológicas, físicas e hormonais são tratadas por médicos, por especialistas do corpo humano. Depressões causadas por causas externas, não biológicas, frequentemente chamadas de doenças emocionais, devem ser tratadas por aquele que criou a nossa psique, a nossa alma, e a conhece tão bem. Além do mais, ele se apresenta como aquele que é suficiente para nos ajudar a sairmos de toda e qualquer depressão espiritual (ou emocional). Creia nisto: Deus é suficiente! Foi a suficiência das Escrituras e de Deus que sustentou Moisés, Jó, Jesus, Paulo e Asafe nos momentos de intenso sofrimento, de grande depressão.

Davi

Nosso quinto caso foi o do Rei Davi. Davi passou um bom tempo em depressão por causa de uma culpa não confessada. Davi chegou a ter febre, dores terríveis no corpo e na alma. Davi estava profundamente abatido, choroso o dia todo e todos os dias. Alguém em profunda depressão.

No salmo 38, ele nos revela que todo o seu sofrimento decorreu de pecados não confessados. É assim mesmo na vida de um verdadeiro convertido. O verdadeiro cristão não consegue viver pecando e, ao mesmo tempo, sentir-se feliz. Pecado traz tristeza. Pecado é tentador e bom, no princípio, mas seu fim é de morte, tristeza e depressão, a menos que o confessemos e abandonemos. Aprendemos com a experiência de Davi essa preciosa lição.

Salomão

Nosso sexto homem a ser estudado foi o sábio Salomão. Salomão nos exorta a sermos cuidadosos com os prazeres, a fama e as riquezas. Não há nada de mal em nenhuma dessas coisas. No entanto, Salomão, que conheceu tudo isso, que, em seus dias, foi o homem mais satisfeito (com as coisas referentes à carnalidade humana), mais famoso e rico, ele mesmo nos testemunha que nada disso lhe satisfez a alma. E a alma, quando insatisfeita, gera descontentamento com tudo e com todos, até mesmo dores físicas. Salomão nos exortou em Eclesiastes que a riqueza pela riqueza leva à depressão, e que o prazer pelo prazer também leva à depressão. Que todos nós cuidemos para não cairmos nesse engano! Sejamos contentes com o que Deus nos tem dado. Quer seja muito (riquezas), quer seja pouco, louvemos ao Deus da providência sempre, pois nada nos tem deixado faltar.

Aprendemos com a experiência de Salomão que, enquanto Deus não for nossa maior satisfação, nossa alma continuará insatisfeita, inclinada à tristeza e tendendo a fazer aquilo que desagrada ao Senhor.

Deus nos ajude, irmãos! Somos fracos, somos pequenos, infelizmente, somos seres vacilantes. Que a sua vida seja marcada por uma profunda busca por Deus! Marque um horário em sua agenda para ler a Bíblia; marque horários de oração. Não termine o dia sem passar algum tempo com seu Salvador. Você e sua alma precisam disso!

Em todos os casos mencionados, Deus sempre estava silenciosamente presente. Algo que fica claro em todas essas ocasiões é que o Senhor tem grande apreço por nós! Não sabemos o porquê disso, mas ele nos ama demais e cuida muito bem de nossas vidas.

Elias

Elias foi o sétimo a ser estudado. Sua depressão em muito se assemelha às vividas em nosso tempo. Pessoas que sofrem por frustrações irão se identificar com o sofrimento de Elias. No entanto, nossa maior expectativa é que todos se identifiquem com a graça de Deus na cura da depressão em Elias. O mesmo Deus que esteve com Elias curando-o e cuidando dele é aquele que está com Elias sustentando-o em meio às tempestades do corpo e da alma, no monte Horebe. Louvado seja Deus que nunca abandona seu povo, nem deixa de dar a ele o cuidado necessário.

Discípulo de Eliseu

Nosso oitavo estudo de caso foi sobre a vida daquele estudante da escola de profetas na qual Eliseu era mestre. O número de alunos cresceu muito e, por iniciativa dos próprios alunos, eles foram para a margem do rio Jordão a fim de cortar algumas árvores e reunir madeira suficiente para ampliar as instalações da escola. Quando cortava uma árvore, o machado de um jovem caiu no rio. Parece algo simples, não é?! O que isso tem a ver com a minha e a sua vida? O que é um machado? Por que Deus quis revelar esse fato em sua palavra?

Aprendemos com o profeta Eliseu que, mesmo nas pequenas coisas, Deus está preocupado e atento às nossas necessidades. Deus tirou, milagrosamente, o machado daquele jovem do fundo do rio, demonstrando, assim, que sua graça está disposta a nos abençoar não apenas nas grandes coisas, mas também nas coisas pequenas, naquelas que chamamos de insignificantes. Em tudo o Senhor deseja ajudar-nos.

Jonas

Nosso nono personagem bíblico estudado foi o profeta Jonas. A história de Jonas fala de um homem que possuía um relacionamento com Deus e que, por causa do problema da ira pecaminosa (com frequência, chamada de "pavio curto"), sofreu e se entristeceu a ponto de desejar a própria morte. Por causa de sua ira não resolvida, por causa de seu pavio curto não tratado e restaurado por Deus, Jonas sofreu muito. No entanto, aprendemos com essa história que Deus espera libertar-nos desse mal. Precisamos entrar pelas portas das Escrituras. Pelos atalhos dados pelo Senhor. A Bíblia fala que é possível sermos curados da ira pecaminosa enchendo-nos do Espírito Santo de Deus, Espírito que deseja nos domar, nos "amansar", nos transformar. Isso é graça!

Jesus

Nosso décimo homem foi nosso Senhor Jesus Cristo. Vimos nosso amado Salvador suando gotas de sangue em virtude de uma angústia extrema que o derrubou nos últimos dias de vida. Ele sofreu por nossa causa. Nós somos responsáveis pelo sofrimento e a angústia extrema de Cristo. E aprendemos com ele que, quando estivermos atravessando momentos de angústia, devemos orar ainda mais intensamente! Devemos aproximar-nos mais de Deus e seguir adiante e jamais desistir ou parar.

Pedro

No décimo primeiro caso, meditamos na possibilidade de alguém entrar em depressão e deixar de olhar para Deus e para as pessoas como fonte de socorro. Meditamos também no perigo que é fugir de Deus, andar distante do Senhor. Isso não pode levar a outro rumo senão à depressão.

Vimos como algumas vertentes do aconselhamento bíblico acabam por exagerar, ensinando que a depressão deve ser tratada apenas por pastores ou conselheiros bíblicos. Refletimos sobre como o exagero nessa área tem levado inúmeras pessoas ao suicídio.

Discípulos no mar

De Pedro, fomos estudar o caso de um grupo do qual Pedro fazia parte: os discípulos. Estudamos a experiência deles no meio do mar da Galileia quando a falta de fé, evidenciada em meio a uma situação de desespero, derrubou-os, fazendo com que pecassem. Vimos quando, em meio ao mar revolto, os fracos discípulos (como nós) em meio às pressões daquele momento agiram confiando em suas próprias forças e sabedorias. Naquele momento, esqueceram-se de considerar aquele cuja força criou tudo e cuja sabedoria é indescritível. Jesus os repreendeu por sua falta de fé. A falta de fé daqueles homens não significava, contudo, que eles não a tivessem, mas tão somente que não a estavam colocando em ação.

Aprendemos que a fé é um presente dado por Deus. Portanto, todos os convertidos a têm. Erramos quando não a colocamos em prática! Aprendemos com aquela experiência que, quando estivermos passando por tribulações, devemos tomá-las como maravilhosas oportunidades para provar nossa fé e pô-la em prática, trazendo glória ao seu grande e santo Nome.

Discípulos de Emaús

Nosso décimo terceiro caso foi o dos discípulos no caminho de Emaús. Homens cheios de esperança, sonhos e planos. Contudo, quando Jesus morreu, pareceu-lhes que tudo iria por água abaixo. Eles esperavam que Jesus fosse o libertador da nação de Israel em relação ao domínio do Império Romano – um Rei dos Judeus, de fato. Todavia, não era essa a proposta de Deus para a humanidade.

A libertação que Deus queria dar aos seres humanos era bem maior. E aqueles dois jovens no caminho de Emaús ainda não haviam entendido isso. É apenas no final de seu percurso que descobrem que aquele jovem senhor que havia caminhado a seu lado por aqueles onze quilômetros era Jesus. Jesus se revela a eles. Eles poderiam ter expressado seu espanto por terem visto um morto vivo. Mas aquilo foi tudo o que faltava para eles entenderem que Jesus era Deus, e que viera não apenas para libertar um povo do jugo de outro, mas também para libertar seres humanos escravos do pecado e condenados ao inferno, a fim de levá-los perdoados e justificados para o céu.

Paulo

Em seguida, foi o apóstolo Paulo. Quantas tribulações aquele homem santo atravessou! Lemos sobre o desespero que o levou a desejar a própria morte! Aprendemos com a experiência de Paulo que não devemos confiar em nós mesmos para sermos curados definitivamente da depressão. A única esperança para o depressivo emocional/espiritualmente se chama Jesus Cristo. Deus é suficiente! Paulo aprendeu isso, e essa lição o transformou.

Filipenses

Nosso penúltimo exemplo bíblico da graça de Deus na depressão não foi sobre uma pessoa, mas sobre uma igreja inteira. A Igreja em Filipos sofria de ansiedade. A ansiedade havia derrubado a todos numa tristeza terrível.

Na epístola que o apóstolo Paulo escreveu para essa igreja, vemos o apóstolo tratando a ansiedade como um pecado! Um pecado que deve ser confessado e abandonado. Quantos não foram os motivos que deixavam os filipenses ansiosos! Hoje também temos muitos motivos para vivermos ansiosos. No entanto, aprendemos com Paulo quando escreveu para essa igreja ansiosa – e, por ser ansiosa, depressiva, é que Deus espera encher nosso coração de paz e alegria em meio às tribulações e injustiças da vida. Aprendemos que, quando estamos ansiosos, devemos apresentar tudo a Deus por meio da oração, da súplica e, sempre, com ações de graças. Se assim fizermos, receberemos uma promessa: de que a paz de Deus que excede todo o entendimento guardará nosso coração em Cristo Jesus!

Depressão e graça: últimas considerações

A promessa do Espírito

E foi em meio à tristeza dos discípulos envolvendo a morte de Jesus que nosso Senhor lhes deixou uma promessa maravilhosa – nosso último caso. Os discípulos, assim como os dois jovens no caminho de Emaús, estavam temerosos. Não sabiam o que fazer após a morte de Jesus. O Senhor não cessava de dizer que seria morto, e que era necessário que assim fosse. "Mas e quanto a nós?", provavelmente os discípulos se perguntavam. É nesse momento que o Senhor lhes dá promessas reveladoras sobre um mistério difícil de explicar. Como ele, morto, ainda continuaria com eles? É a promessa do Espírito Santo.

Jesus lhes enche de palavras acerca da vinda do Espírito Santo, da vinda do Consolador, daquele por intermédio de quem Jesus estaria sempre conosco. E Jesus, então, profere aquelas maravilhosas palavras: "Não se turbe vosso coração (...) não vos deixarei órfãos (...) Deixo-vos a paz, a minha paz vos dou".

Essas foram as palavras de Jesus a seus discípulos momentos antes de sua morte e ressurreição. Jesus prometeu que enviaria o Espírito Santo. E o Espírito de Deus, o Espírito de Cristo, o Consolador, chamado de Espírito Santo, é a fonte de toda a paz, de toda a graça, de toda a esperança, de todo o amor.

Se nos falta qualquer um desses sentimentos ou estados de espírito, o Espírito do Senhor deseja ministrar tudo isso a nós. E tenha certeza de que, quando lhe falta tudo isso, a culpa não está nele, mas em você, que insiste em viver longe dele e perto do pecado. Aprendemos que, se queremos uma vida cheia de paz e esperança, precisamos viver perto do Senhor, perto da Fonte da Vida.

Essa foi nossa jornada na graça de Deus. Passamos pela depressão de muita gente e chegamos à conclusão de que a graça do Senhor é melhor que a vida e é tudo de que precisamos, pois é o que nos basta, como disse o apóstolo Paulo.

CONCLUSÃO

*O caminho do insensato é reto aos seus próprios olhos,
mas o que dá ouvidos ao conselho é sábio.*

Salomão (Pv 12.15)

Ao fechar essa passagem sobre as páginas das Escrituras, sem pretensão alguma de esgotar assunto tão sugestivo e vasto no tesouro da Palavra de Deus, concluímos com a certeza inabalável de que o Senhor esteve, está e sempre estará presente com os seus, seja nos momentos bons, seja nos momentos de sofrimento.

A Bíblia, quando ouvida e obedecida, é eficaz para a restauração da alma humana. É desse modo que eu creio que a graça de Deus pode vencer depressões. Assim como vimos na história de indivíduos e comunidades inteiras, a graça continua a ser maravilhosamente suficiente para nós.

"A tua graça nos basta, Senhor."

Que a graça do Senhor possa envolvê-lo e avivá-lo.

Que a graça do Senhor possa ser sobre sua vida e seu lar!

Que o Senhor derrame graça em cima de graça sobre você e lhe dê de sua paz!

Confie sempre em sua Palavra. Creia nela. Ame-a. Conheça-a. Que, pela graça de Cristo, você sempre se submeta à autoridade das Escrituras e dê ouvidos a todo o conselho de Deus. Estes, certamente, sempre serão saúde para seu corpo e vida abundante para sua alma.

Aleluia! Que nossa alma sempre louve ao soberano Deus de toda a graça. Aleluia!

Soli Deo Gloria

Apêndice

A ORAÇÃO QUE PODE CAUSAR DEPRESSÃO

Perseverai na oração, vigiando com ações de graças.
(Colossenses 4.2)

Sempre tive dificuldade com Serviços de Atendimento ao Cliente (SAC). Não sei se é o seu caso, mas, todas as vezes que tenho problemas com um produto, plano ou equipamento, sofro para conseguir o que desejo. No entanto, há pessoas que são mestras em conseguir o que desejam. Tanto em conseguir um desconto quanto em convencer um cliente. Não precisam que ninguém interceda por elas. São pessoas que têm o "dom" da intercessão.

Obviamente, não falo aqui de dom no sentido bíblico. Não falo de dom como Paulo falou aos Coríntios. Antes, falo de algo que é fácil para alguns e terrível para outros: a capacidade de, em meio a problemas, intercederem por si mesmos perante outras pessoas.

O problema que desejo abordar aqui não diz respeito à capacidade que alguns têm de conseguir praticamente tudo o que desejam. O problema diz respeito ao momento em que tais pessoas vão a Deus tratando-o da mesma forma como tratariam alguém a ser convencido.

Aqui está o maior problema no cristianismo atual: cristãos que acham que podem tratar a Deus como tratam um funcionário seu (cheios de desrespeito).

Mediadores de suas próprias orações

Uma coisa é você querer convencer um atendente ou o caixa do supermercado. Outra bem diferente é querer convencer a Deus de que suas ideias são as melhores.

Infelizmente, hoje em dia, muita gente vive como mediadora de si mesma perante Deus. Tais pessoas buscam a Deus como se ele pudesse ser mudado por suas ideias. Oram como se estivessem falando com o gerente da loja de eletrodomésticos. Argumentam com Deus como se estivessem tratando um balconista. Hoje, Deus é tratado como um servo qualquer. Na verdade, percebemos três formas de as pessoas quererem mandar em Deus. Aqui estão elas.

O Deus cambista

A primeira forma é aquela que trata Deus como um funcionário qualquer pronto a lhe servir, quando e onde você quiser. É interessante notar que algumas das denominações que mais têm crescido no Brasil nos últimos anos, e talvez no mundo, são aquelas com um princípio tão herético e sutil: a doutrina da confissão positiva (ou palavra da fé). A ênfase dessa doutrina está no ter, e não no ser.

A oração que pode causar depressão

A teologia da prosperidade tem-se proposto a buscar um Deus cuja personalidade se parece com a de exus, demônios que necessitam de uma oferenda para realizar algo na vida daqueles que os buscam. Esse Deus é um deus cambista que vive fazendo trocas com seu povo. Essa falha da igreja moderna sobre a pessoa de Deus segue quatro princípios:

- Que Deus nunca diz não a seus filhos;
- Que só se pode orar uma vez (sendo duas demonstração de falta de fé);
- Que o sofrimento é sinal de falta de fé;
- Que a pobreza não combina com nossa posição de filhos do Rei.

Nessas igrejas, raramente se ouve sobre arrependimento, pecado, salvação pela fé em Cristo ou santidade. O assunto que interessa, como diz o cântico, é: "Dê, e Deus te devolverá! Então dê, dê ao Senhor!".

Além das músicas, as pregações levam o povo a pensar apenas em um futuro financeiro bem-sucedido, que virá, é lógico, mediante uma desafiadora contribuição (um "sacrifício", como eles gostam de chamar).

Testemunhos são apresentados. E o objetivo é mostrar que há um Deus que você pode desafiar. Ouse, não aceite pouco. Determine, exija! Se ele é Deus, fará o impossível por você. Apenas informe-o, mas com a determinação de quem manda, e não de alguém sujeito. Sujeite-o, então!

A crença e a pregação dessa doutrina revelam-se muito nocivas e perigosas para a igreja brasileira, por trazerem uma expectativa equivocada sobre Deus. De acordo com 1Tm 6.3-8, não é certo buscarmos a Deus visando à obtenção de bênçãos espirituais. Podemos ter melhor exemplo do erro dessa teologia no que é lido em Jo 6.26-27. Nessa passagem, o Senhor Jesus censura homens e mulheres que o buscavam somente pelo pão e pelo peixe que ele havia multiplicado e dos quais aquelas pessoas poderiam desfrutar.

Em algumas igrejas modernas, a motivação permanece a mesma daqueles que se achegaram a Cristo, e é interessante ver que a visão sobre Cristo também permaneça a mesma: alguém em quem é possível encontrar bênçãos materiais. A diferença é que hoje pastores exigem que os fiéis deem algo a fim de que o "Deus cambista" possa, então, devolver a eles de forma dupla, tripla, quíntupla (o que depende do valor da oferta apresentada à igreja por aquele irmão, às vezes cheio de boas intenções).

Deus não é um cambista, muito menos um negociador. Com Deus, não se fazem barganhas. Ele tem um propósito eterno, que é a sua glória. Ele não se arrepende, não muda e, por mais que alguém tenha fé para mover uma montanha, se esse mover não estiver no propósito eterno de Deus, ela não se moverá. Nada escapa ou foge aos propósitos eternos de Deus. Ele manda, nós obedecemos. Nunca inverta isso. Fuja dessa louca doutrina.

O Deus destronado

A segunda forma de querer mandar em Deus, ou, simplesmente, informá-lo do que deve ou não fazer, é aquela que confunde a soberania de Deus com a soberania das criaturas.

A oração que pode causar depressão

Hoje, existe uma grande confusão com relação à doutrina da soberania de Deus dentro das igrejas. Logo na abertura de alguns cultos evangélicos, especialmente os neopentecostais, tem-se visto uma forma arrogante de se relacionar com o Senhor. As reuniões têm início com frases do tipo: "Eu determino...", "Eu não aceito...", "Eu ordeno..." e outras frases que se tornaram rotina não só na abertura, mas também no meio e no final dos "cultos".

Não acredito que aqueles que se autodenominam evangélicos (embora esse termo esteja desgastado) e têm essa louca mania de querer mandar em Deus o façam com a noção do erro que estão cometendo. Essa maneira errada de tratar com o Deus soberano, para eles, é uma tentativa de buscar maior intimidade e comunhão com o Senhor. Eles creem, de fato, que Deus está obrigado aos homens, o que nada mais é do que um absurdo (e diabólico) desejo de querer mandar no soberano Deus do universo.

É interessante analisar que a estrutura de religiões como animismo, espiritismo, feitiçaria e satanismo se baseia na busca por controlar, manipular e domesticar as forças sobrenaturais. E é exatamente isso que um ser humano qualquer pode encontrar numa igreja neopentecostal (com raras exceções) e outras pentecostais e tradicionais que têm cedido a essa heresia. É interessante notar que a feitiçaria tenta manipular as realidades passadas, presentes e futuras. Interessante também notar que essa prática, que reduz o Senhor a um Deus não soberano, também tenta manipular as realidades presentes, passadas e futuras.

DEPRESSÃO E GRAÇA

Todos nós sabemos o que Deus acha da feitiçaria (Ex 22.18; Lv 19.31; Dt 18.10; Is 47.9; Na 3.4; Gl 5:20; Ap 9:21, 18.23; 22.15) e, ainda mais, o que ela revela no relacionamento com Deus: rebeldia (1Sm 15.23a). Entre os textos distorcidos que os adeptos dessa prática adotam, encontra-se Jo 14.13-14, um de seus favoritos: "E farei tudo o que pedirdes em meu nome, para que o Pai seja glorificado no Filho. Se pedirdes alguma coisa em meu nome, eu o farei". Para esse grupo, palavras como *pedir*, *rogar* e *suplicar* são a mesma coisa que *exigir*, *decretar*, *determinar* e *reivindicar*. Temos um problema, então, com a palavra *pedir*. Em grego, há duas palavras para pedir: αἰτέω (aiteo) e ἐρωτάω (erotao):

αἰτέω: um pedido feito por alguém que está em posição inferior àquele a quem o pedido é feito (como um filho pedindo ao pai);[119]

ἐρωτάω: trata-se de um pedido em que aquele que suplica está em pé de igualdade com aquele a quem o pedido é feito.[120]

Agora, olhando para as Escrituras, veremos que o Senhor Jesus só usava ἐρωτάω para fazer um pedido ao Pai. Quando, em Lucas 14.32, ἐρωτάω é usado, lemos que um rei fazia um pedido a outro rei. Porém, quando o sentido de relacionamento é vertical (p. ex., seres humanos e Deus), a palavra usada é αἰτέω, como no texto citado (Jo 14.13-14).

Por isso, se a atitude desses "evangélicos" estivesse correta, Deus já estaria destronado há muito tempo. Dizer, crer e, até

---

[119] Johannes Louw & Eugene Albert Nida, *Greek-English lexicon of the New Testament: based on semantic domains*. Nova Iorque: United Bible Societies, 1996, p. 406.
[120] Ibidem, p. 406.

mesmo, se atrever a orar pensando que as palavras podem mudar o destino do homem, ou a sucessão de fatos, ou qualquer outra coisa que seja, é tornar o Deus Soberano e Supremo, sujeito à vontade humana, à vontade pervertida de suas criaturas. Deus deixaria de ser o Supremo governador de tudo.

Portanto, se você é sábio, fuja dessa loucura também.

O Deus xerife

A terceira e última forma percebida em algumas igrejas nas quais Deus não é mais do que uma menininha com um laço cor-de-rosa na cabeça, superobediente, é aquela em que se acredita que podemos determinar quem será abençoado e quem não será disciplinado por Deus. Essa é outra forma ridícula de se tratar o Criador. De onde vem a louca ideia de que podemos controlar até mesmo sobre quem Deus irá exercer juízo?

Hoje, um grande número de cristãos crê que Deus pode pesar a mão sobre outras pessoas mediante suas ordens. Para esses cristãos, Deus deu a eles o poder de pisar naqueles que são contrários às suas ideias. Tais homens e mulheres não têm noção do que é desenvolver um relacionamento saudável e feliz com Deus. Vivem fascinados por um Deus xerife, apavorados pelos mistérios desse Deus. E não perca de foco que, por trás desse derramar do juízo de Deus, está a louca presunção de querer informar a Deus sobre alguém para quem eles desejam uma grave disciplina de sua parte.

Lideranças de igrejas que têm medo de possíveis questionamentos levantados por cristãos de sua comunidade têm-se valido dessa afirmativa. Essas palavras tornaram-se uma arma de defesa (e também de ataque) para líderes e, em consequência, também para fiéis que não se permitem questionar.

Essas mesmas palavras têm-se tornado um açoite para os cristãos incautos e ignorantes, que se sentem torturados pela culpa de um pecado. Essas palavras não tratam somente de um julgamento frio, inumano e raso, mas constituem-se no mais perverso meio de tortura psicológica imposta sobre os que já vivem o drama angustiante da culpa por verem a Deus como um xerife.

Deus não é um xerife patrulheiro à caça de pecadores, nem está se importando com as ordens de suas criaturas que reivindicam (ou melhor, ordenam) seu juízo contra alguém.

A justiça é a execução da retidão. O juízo de Deus é a execução de suas penalidades expostas nas Escrituras. Ele é fiel ao que diz e executa o que ele mesmo determinou. Essa é a santa justiça, pois traz em si a clara ideia do ódio contra o pecado, o que acaba resultando numa indignação que o leva a ser justo (Sf 3.5; Dt 32.4; Sl 11.4-7; Dn 9.12-14).

Segundo o texto de Hb 12.6, Deus corrige a quem ama. A ideia do castigo (do pesar a mão) é contrária ao Espírito da graça do Novo Testamento. Isso, pelo fato de Deus só disciplinar os seus pelo fato de amá-los. Caso não os amasse, não os disciplinaria. O único castigo que era devido a nós foi lançado sobre Cristo. Ele foi castigado em nosso lugar para que pudéssemos ter paz com Deus. Portanto, querer que Deus discipline alguém ou pedir que Deus assim o faça é agir com a presunção de que sabemos mais do que ele quem precisa de umas "palmadinhas". Sem dúvida alguma, Deus sabe muito mais do que nós quem deve ou não ser disciplinado.

Mudando de rumo

Sem dúvida alguma, a Bíblia apresenta a oração como uma forma de Deus nos pôr no devido lugar. Nossas orações não mudam o onipotente Deus. Muito menos têm a função de informá-lo sobre o que é melhor para nós. Nossas orações são, antes de tudo, uma forma de sermos participantes dos propósitos de Deus para nós. Nossas orações são o privilégio que ele nos concede de vivenciarmos o mistério da providência. Nas orações, Deus nos concede o privilégio de "participarmos", tal como passageiros numa longa viagem, de um misterioso processo de transformação de nosso caráter à imagem de seu amado Filho. Mas, para isso, precisamos de arrependimento. Se mantivermos a arrogância em nosso coração, afastaremos de nós esse privilégio. Cairemos no erro de achar que a oração é, sim, um meio legítimo de manipularmos a Deus.

O arrependimento nos colocará em nosso devido lugar, lembrando-nos quão pequenos e frágeis somos. Não somos mais que pó, conforme nos diz o salmista (Sl 103.14). Da terra, fomos tirados; portanto, não pensemos ser mais do que isto: pó. Se a nós não fosse dado o espírito do Senhor, o que seríamos? Seríamos apenas barro, esculturas feitas pelas mãos de Deus, em nada diferentes do restante da criação. Mas, pela vontade de Deus, recebemos o espírito do Senhor, para que andemos em comunhão com ele, bem próximos a ele. E o meio de contato entre nós e ele é a oração. Bendita oração! Privilégio não concedido a ninguém mais na criação.

A verdadeira oração exige arrependimento. Sem o arrependimento, não podemos entrar na presença de Deus, não podemos ser ouvidos e atendidos pelo Senhor. Sem arrependimento, mantemos o pecado dentro de nós, criando, assim, uma barreira entre nós e nosso Deus.

A intercessão de Jesus Cristo

Desde pequenos, esperamos que alguém interceda por nós nas situações em que nos sentimos impotentes. Desde pequenos, buscamos meios ou pessoas que facilitem a nossa vida, a forma como conquistamos o que desejamos. Ou seja, desde cedo, estamos atrás de intercessores. Em geral, as religiões têm suas próprias sugestões. De santos que já morreram a relíquias, locais, cidades, amuletos etc. Em outras palavras, meios de alcançarmos a Deus, seja ele quem for, para obtermos o que desejamos. Mesmo quando crescemos, o foco permanece sendo nós. Nós estamos no centro da própria atenção. Somos o foco de nossas necessidades. É óbvio que colhemos tristeza e decepções, além de carregarmos um grande vazio dentro de nós ao longo da vida.

Em sua Palavra, Deus nos mostra como podemos sair desse engano. Em primeiro lugar, aconselha-nos a não focarmos somente em nós. E, finalmente, nos ensina que existe apenas um mediador, ou intercessor. Vejamos ambos.

Enquanto estamos tão preocupados conosco, enchemo-noss de preocupações e ansiedades que não deixam mais

A oração que pode causar depressão

espaço para nada e ninguém em nossa vida. As preocupações e ansiedades que carregamos conosco são a razão de nossa própria destruição. Assim, precisamos sair de nós mesmos, esquecermos um pouco de nós. Pois é exatamente na hora em que deixamos de nos preocupar conosco que Deus começa a tomar conta de nossa vida.

Um bom exemplo disso nas Escrituras é Jó. No livro que conta sua história, no capítulo 42, verso 10, Deus nos ensina que a sorte de Jó foi mudada no exato instante em que ele deixou de pensar na própria vida e começou a pensar na vida de outras pessoas. Foi somente quando Jó começou a interceder por seus amigos que Deus passou a dar a ele tudo aquilo que seu coração desejava.

Finalmente, ao pensarmos na questão da mediação de nossas necessidades, não podemos nos esquecer de que, se Jesus Cristo não for nosso único mediador, certamente destruiremos nossa vida com qualquer outro que se coloque no lugar dele.

Estamos acostumados a pensar nos católicos romanos aqui. Perdoe-me, mas não é disso que estou falando, muito menos neles que estou pensando. Se apenas os católicos romanos buscassem outros mediadores, minha tristeza não seria tamanha como é. Sem dúvida, é muito triste ver cristãos buscando a Deus pela mediação de relíquias, amuletos e santos que já morreram. No entanto, mais triste que isso é conhecer cristãos que se consideram mediadores de si mesmos.

Algum tempo atrás, assisti a um vídeo no YouTube de um pastor orando. Ele pedia pela prosperidade financeira de uma senhora, na cabeça de quem suas mãos repousavam. E esse pastor terminou sua oração com as seguintes palavras: "E eu peço tudo isso em meu nome, Senhor. Amém". Absurdo? Infelizmente, não. Infelizmente, é nisso que muitos acreditam. Muitos evangélicos! São os *superisso*, *super*aquilo do meio gospel. Acham que tudo podem em seu próprio nome. Alguns, querendo ser mais piedosos do que outros, até chegam a citar o nome de Jesus. Mas, bem lá no fundo, é em seus próprios nomes, títulos, entre outros absurdos, que eles oram.

Esqueça-se de si mesmo. Tudo depende de Cristo. Tudo tem a ver com Cristo. Tudo é pela graça e para a glória de Cristo. No final de tudo, todo joelho se dobrará e toda língua confessará que só Jesus Cristo é o Senhor.

Se você não for um servo humilde, um filho ou filha humilde, alguém que sabe o próprio lugar, acredito que acabará provando de grande sofrimento e angústia no final de tudo. portanto, busque a Cristo Jesus, e somente a ele. Só ele pode ajudá-lo. Só ele pode levá-lo e colocá-lo diante do trono do onipotente Deus. E isso não é arrogância, mas apenas o caminho que ele mesmo deixou revelado para nós em sua Santa Palavra.

Nossas intercessões dependem sempre da intercessão de Jesus Cristo. É em nome dele, através dele, por causa dele, para a glória dele, pela graça dele, pelos méritos dele, para o prazer dele, que ele nos leva até o Pai. Sem Jesus Cristo, não podemos ir além do teto de nossas casas.

De uma prática errada para uma prática correta

Creio que a igreja desempenha papel importantíssimo na correção da forma como se ora. Creio que é na igreja que aprendemos a orar. Por igreja, obviamente, não digo o prédio, o local, mas a ocasião em que os filhos e filhas de Deus se encontram para, entre outras coisas, orar ao Senhor. É ali que se ensina, se aprende e se pratica o falar com Deus. Desde a antiguidade, o povo de Deus tem encontrado no Livro dos Salmos uma verdadeira escola de oração e de adoração. Apesar de nossas orações deverem sempre ser espontâneas, não devem deixar de ser guiadas pelos modelos que as Escrituras nos oferecem. Se não pautarmos nossas orações pela Palavra, correremos o risco de orar o que não convém. Correremos o risco de orar segundo a nossa mente, e não segundo a mente e os conselhos de Deus. Por isso, o primeiro passo prático para corrigirmos a visão errada sobre Deus e sobre como irmos a ele é pregando e ensinando sobre os Salmos. É ali que tudo começa. Esse, pelo menos, é o conselho que dou a quem deseja trazer a si mesmo e a sua comunidade de volta para a Palavra de Deus.

Preguei no Livro dos Salmos durante quase quatro anos. Posso apenas dizer que uma era a oração que se fazia antes disso, e outra, bem diferente, aquela que é feita agora, pelos irmãos que foram expostos à Palavra. O Livro dos Salmos transformam nossas orações. Moldam e lapidam nossas intenções. Ali, aprendemos como ir até o Senhor e como derramar nosso coração. Por isso, se você é pastor e deseja trazer a comunidade que pastoreia de volta à Palavra, ensine-lhes os Salmos.

E, se você é um membro de igreja e deseja orar de acordo com a vontade de Deus, leia e releia o Livro dos Salmos. Monte um cronograma de leitura que lhe permita ler os Salmos uma vez por mês, ou por bimestre ou, quem sabe, por trimestre. Mas leia. Não deixe de ler aquilo que moldou as orações dos profetas e apóstolos durante séculos e milênios.

A fé e a oração nascem da Palavra

Não há verdadeira fé sem verdadeira invocação. A fé nasce do Evangelho e nos ensina a invocarmos a Deus. Calvino dizia que é da Bíblia que nossas orações devem brotar. ali, ela é semeada e regada. Dali, brota e cresce. Dali, floresce, fazendo com que não apenas nos dirijamos a Deus, mas também que sejamos transformados pela mesma oração que esperamos que transforme a situação.

A oração, antes de transformar uma situação, transforma aquele que a faz. A oração, quando nasce na Palavra, é dirigida de modo certo àquele que já dispõe de toda a providência para nos socorrer. Quando oramos conforme a Palavra nos ensina ou quando ensinamos as pessoas a orarem como a Bíblia orienta, vemos Deus abrindo os olhos e socorrendo os cegos a fim de que vejam coisas que, de outra sorte, jamais veriam. Sem o auxílio de Deus e de sua Palavra, sempre seremos como cegos falando com um Deus que, verdadeiramente, ainda não conhecemos. A Bíblia corrige nosso foco e nos ajuda a conhecermos plenamente esse Deus.

Na oração, Deus nos dá visão a fim de enxergarmos coisas que, sem ela, seria impossível. Ele nos abre os olhos para a realidade de que nunca dorme (Sl 121.3) e de que o nosso silêncio é a razão de sua imperceptível presença. De acordo com Calvino, no Livro 3, Capítulo 20 das Institutas, Deus, em Cristo, nos oferece a felicidade em vez da miséria, e toda forma de riqueza em vez da pobreza. Em Cristo, apresenta-nos os tesouros do céu. Para isso, precisamos pôr nossos olhos e nossa fé em seu Filho amado. Não há como criarmos silogismos aqui. Só compreende tal fato aquele a quem Deus abrir os olhos para ver com clareza sua luz.

Portanto, como é algo que brota da Palavra de Deus, as orações são um meio de se obterem prazeres como: alegria, paz, esperança, calma e consolo. Assim como do Verbo de Deus nós recebemos vida, na oração nosso corpo e nossa mente são conduzidos a um estado humanamente incomum de paz. Não de uma paz qualquer, mas de uma paz que não pode ser explicada ou compreendida, algo que excede todo entendimento. Nós apenas a desfrutamos.

Pondo em prática

A oração, além de ser tudo o que já afirmamos, também é um exercício que não pode ser praticado regularmente sem disciplina. Nossas orações são o exercício principal de nossa fé. Por meio dela, recebemos, a cada dia, os benefícios de Deus. Benefícios materiais e espirituais. Mas, para que recebamos esses benefícios, é importante que passemos a pôr em prática aquilo que estamos aprendendo. Eu costumo dar as seguintes dicas:

Evite distrações

Quando você for orar, evite ambientes que desviarão sua atenção daquilo que você está fazendo. Evite distrações, pensamentos que venham com frequência à sua mente. Force sua mente a se concentrar naquilo que está fazendo. Eu não tenho nenhum problema com orações feitas com os olhos abertos. Todavia, creio que seus olhos são um meio para sua distração.

Nossas orações devem ser feitas com o máximo de atenção e concentração. Antes de falar com Deus, feche os olhos, concentre-se e lembre-se com quem você está falando. Seja você mesmo. Não aja falsamente. Todavia, não se esqueça de que você tem a atenção do Criador do Universo agora sobre você. Por isso, concentre-se no que vai dizer.

No caso de orações feitas nos cultos comunitários, procure locais em que você não seja facilmente distraído pelo barulho ou a passagem de pessoas. Caso isso não lhe seja possível, feche os olhos e redobre a concentração, a fim de que suas orações comunitárias não sejam atrapalhadas tão facilmente por qualquer inconveniente.

Evite a pressa

Outro detalhe importante a ser considerado é a necessidade de que você não esteja com pressa ao orar. Não comece algo que você sabe que não terá tempo para terminar. Se for assim, é melhor nem começar.

Entenda, não digo aqui que você não possa realizar orações curtas. Orações curtas nada têm a ver com orações apressadas. Orações apressadas são orações desatentas, cheias da vontade humana, e são feitas, quase sempre, sem nenhum temor de Deus. Martinho Lutero, diante da Dieta de Worms, após declarar que não podia renunciar a seus escritos, pois nada havia neles que contradizia a Palavra de Deus, fez uma pequena oração: "Que Deus me ajude!". Embora curta, essa oração foi sincera, piedosa, segundo a circunstância e agradável a Deus. Não havia tempo nem ocasião para uma longa oração. Se esse não for o seu caso, dedique tempo à oração.

Escolha um local silencioso
Esse é outro detalhe importante para quem deseja orar melhor. Não era à toa que nossos irmãos puritanos, há poucos séculos, ao construírem suas casas, inseriam na construção um pequeno quarto para orações. E, quanto a você, possui um local para orações? Não me diga que você ora o dia todo, enquanto cozinha, dirige, toma banho etc. Essas são as chamadas orações extemporâneas. Elas têm o seu lugar. Bonhoeffer valorizava muito essas orações. No entanto, o apóstolo Paulo também nos diz que devemos exercitar-nos na piedade. Entenda: não é possível exercitar-se na piedade sem disciplina, horários e sem a criação de novos e saudáveis hábitos. A palavra grega para "exercitar-se" é a mesma para ginásio, o local em que praticamos esportes. Assim como a prática de um esporte exige disciplina, crescer em intimidade por meio da oração também o exige. E, se você deseja que esse tempo seja ainda melhor, esforce-se para fazê-lo em um ambiente silencioso.

Conclusão
Diante de toda essa reflexão, creio ainda mais que passamos por um momento em que carecemos desesperadamente de avivamento. Precisamos de um grande despertamento para a vida de oração! Como já dito, eu vejo no estudo das Escrituras o início de tudo. Para que uma comunidade que está acostu-

mada às orações erradas e/ou equivocadas seja corrigida, nada melhor do que pregar a Bíblia Sagrada.

Mais uma vez sugiro: comece pelo Livro dos Salmos! Aprenda e ensine a orar por meio das orações da Bíblia. Que elas sejam o seu seu guia! Se serviram tão bem aos profetas, aos apóstolos e aos santos da antiguidade, certamente lhe servirá de forma abençoada também.

Não tenha dúvida. Quando você e eu estivermos orando conforme a Palavra nos ensina, mais seremos transformados e informados pelo Onisciente do que estamos informando.

Que este erro, tão comum e presente em nossos dias venha a ser extinto em breve! Que Deus, pela Sua misericórdia, nos dê esse precioso presente!

Vamos orar por isso?

Encerro com alguns versos de uma canção chamada *This is your sword* (Esta é a sua espada), de Bruce Springsteen:

Agora, irmãos e irmãs, me ouçam:

> Estas são as poucas coisas que eu vos deixo,
> a espada de nossos pais com lições duramente ensinadas,
> o escudo forte e resistente de batalhas bem travadas.
>
> Bem, esta é a sua espada, este é o seu escudo.
> Este é o poder do amor revelado
> Os leve com você para onde for
> E dê todo o amor que você tem em sua alma.
>
> Às vezes, há escuridão; escuridão deve cobrir a terra
> deste mundo preenchido com a beleza da Obra de Deus.

A oração que pode causar depressão

Nos dias de desespero, você pode crescer,
até que você feche sua mente e esvazie seu coração.
Se você está olhando fixamente para o abismo,
segure-se bem firme em seus entes queridos e lembre-se disso:

Este escudo protegerá seu coração,
esta espada lhe defenderá do que vier na escuridão.
Se você se cansar no campo de batalha,
bem, não se desespere, o nosso amor é real.

BIBLIOGRAFIA BÁSICA

ADAMS, Jay E. *O manual do conselheiro cristão*. São José dos Campos: Fiel, 2000.

AITKEN, Gavin Levi & AITKEN, Eleny Vassão de Paula. *Dor na alma*. São Paulo: Cultura Cristã, 2007.

BAXTER, Richard. *Superando a tristeza e a depressão com a fé*. São Paulo: Vida Nova, 2015.

BRETON, Sue. *Depressão: esclarecendo suas dúvidas*. São Paulo: Ágora, 2000.

CALVINO, João. *Salmos: série comentários bíblicos*. São José dos Campos: Editora Fiel, 2012, v. 3.

CALVINO, João. *As Institutas*. São Paulo: Cultura Cristã, 1985.

CHAFER, Lewis Sperry. *Teologia sistemática*. São Paulo: Hagnos, 2003.

COLLINS, Gary R. *Aconselhamento cristão*. São Paulo: Vida Nova, 2004.

CRUZ, São João da. *Obras de São João da Cruz*. Petrópolis: VOZES, 1960.

DAGG, John L. *Manual de teologia*. São José dos Campos: Fiel, 1998.

DOCKERY, David S. (org.). *Holman Concise Bible Commentary*. Nashville: Broadman & Holman Publishers, 1998.

EMLET, Michael R. *Asperger Syndrome*. Greensboro: New Growth Press, 2005.

ESWINE, Zack. *A depressão de Spurgeon*. São José dos Campos: Fiel, 2015.

EVANS, Craig A. *Novo comentário bíblico contemporâneo*: Lucas. São Paulo: VIDA, 1996.

FERNANDO, Ajith. *Chamados para dor e alegria*. São Paulo: Vida Nova, 2009.

GRANCONATO, Marcos Mendes. *A prática da igreja de Deus*: a fé e o funcionamento da igreja bíblica. São Paulo: Atis Produção Editorial, 2002.

GRUDEM, Wayne A. *Teologia sistemática*. São Paulo: Vida Nova, 1999.

HENRY, Matthew. *Matthew Henry's Commentary on the Whole Bible: Complete and Unabridged in One Volume*. Peabody: Hendrickson, 1994.

HODGE, Charles. *Teologia sistemática*. São Paulo: Hagnos, 2001.

HUNT, Dave & McMAHON, T.A. *A sedução do cristianismo*. Porto Alegre: Obra Missionária Chamada da Meia-Noite, 1999.

HUNT, Jane. *Esperança para o coração*. São Paulo: Vida Nova, 2015.

HURDING, Roger F. *A árvore da cura*. São Paulo: Vida Nova, 1995.

Bibliografia Básica

IKEDO, Fabio. *Um vazio do tamanho de Deus*. São Paulo: ABBA, 2013.

JAMIESON, Robert. *Commentary Critical and Explanatory on the Whole Bible*. Oak Harbor: Logos, Inc., 1997.

LAMBERT, Heath. *The biblical counseling movement after Adams*. Wheaton: Crossway, 2012.

LAWSON, Michael. *Depressão*: ajuda espiritual, psicológica e médica para a cura. São Paulo: Shedd, 2012.

LIMA, Paulo César. *O que está por trás do G-12*: o que é, suas doutrinas, seus métodos, o que pretende. Rio de Janeiro: CPAD, 2000.

LLOYD-JONES, D. Martin. *Depressão espiritual*. São Paulo: PES, 1987.

LOPES, Hernandes Dias. *Como passar pelo vale das provas*. São Paulo: Magnos, 2010.

MARTIN, Albert N. *Luto, esperança e consolo*. São Paulo: Vida Nova, 2013.

MACKINTOSH, C. H. *Estudos sobre o livro de Números*. Lisboa: Depósitos de Literatura Cristã, 1968.

MURRAY, David. *Crente também tem depressão*. Recife: Os Puritanos, 2012.

PACKER, J. I. *Força na fraqueza*. São Paulo: Vida Nova, 2015.

PACKER, J. I. & NYSTROM, Carolyn. *O Deus que nos guia e guarda*. São Paulo: Vida Nova, 2014.

PINK, A.W. *Deus é soberano*. São José dos Campos: Fiel, 2002.

PIPER, John. *Completando as aflições de Cristo*. São Paulo: Shedd Publicações, 2002.

_____. *O legado da alegria soberana*. São Paulo: Shedd Publicações, 2002.

_____. *O sorriso escondido de Deus*. São Paulo: Shedd Publicações, 2002.

_____. *Quando eu não desejo a Deus*. São Paulo: Cultura Cristã, 2010.

POWER, P. B. *Conforto em tempos de enfermidade*. São José dos Campos: Fiel, 2002.

POWLISON, David. *Uma nova visão*. São Paulo: Cultura Cristã, 2010.

RAWLINSON, G. *The Pulpit Commentary*. Nova Iorque: Funk and Wagnalls, 1909.

REJU, Deepak & Pierre, Jeremy. *O pastor e o aconselhamento*. São José dos Campos: Fiel, 2015.

RICHARDS, Lawrence O. *The Bible Reader's Companion*. Wheaton: Victor Books, 1991.

SANTOS, Valdeci da Silva. *O triunfo da graça na vida prática*. São Paulo: Cultura Cristã, 2011.

SMITH, James E. *The Books of History: Old Testament Survey Series*. Joplin: College Press, 1995.

SMITH, James E. *The Wisdom Literature and salms: Old Testament Survey Series*. Joplin: College Press Pub. Co., 1996.

SOLOMON, Andrew. *O demônio do meio-dia: uma anatomia da depressão*. São Paulo: Companhia das Letras, 2014.

SOMERVILLE, Robert B. *Se sou cristão, por que estou deprimrido?*. Eusébio-CE: Editora Peregrino, 2016.

SPROUL, R. C. *A mão invisível*. São Paulo: Cultura Cristã, 2014.

Bibliografia Básica

THOMAS, Robert L. *New American Standard Hebrew-Aramaic and Greek Dictionaries: Updated Edition*. Anaheim: Foundation Publications, Inc., 1998.

TOURNIER, Paul. *Culpa e graça*. São Paulo: ABU & Viçosa, MG: Ultimato, 2015.

WELSH, Edward T. *Depressão*. São Paulo: Cultura Cristã, 2011.

WIERSBE, Warren W. *Wiersbe's Expository Outlines on the Old Testament*. Wheaton: Victor Books, 1993.

ZUCK, Roy B. & WALVOORD, J. F. (org.). *The Bible Knowledge Commentary: An Exposition of the Scriptures*. Wheaton: Victor Books, 1985.

FIEL
MINISTÉRIO

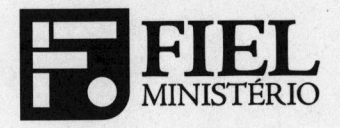

O Ministério Fiel tem como propósito servir a Deus através do serviço ao povo de Deus, a Igreja.

Em nosso site, na internet, disponibilizamos centenas de recursos gratuitos, como vídeos de pregações e conferências, artigos, *e-books*, livros em áudio, blog e muito mais.

Oferecemos ao nosso leitor materiais que, cremos, serão de grande proveito para sua edificação, instrução e crescimento espiritual.

Assine também nosso informativo e faça parte da comunidade Fiel. Através do informativo, você terá acesso a vários materiais gratuitos e promoções especiais exclusivos para quem faz parte de nossa comunidade.

Visite nosso website

www.ministeriofiel.com.br

e faça parte da comunidade Fiel

A DEPRESSÃO DE SPURGEON

ESPERANÇA REALISTA EM MEIO À ANGÚSTIA

ZACK ESWINE

PREFÁCIO PR. GILSON SANTOS

Esta obra foi composta em AJenson Pro Regular 12, e impressa na Promove Artes Gráficas sobre o papel Pólen Soft 70g/m², para Editora Fiel, em Março de 2025